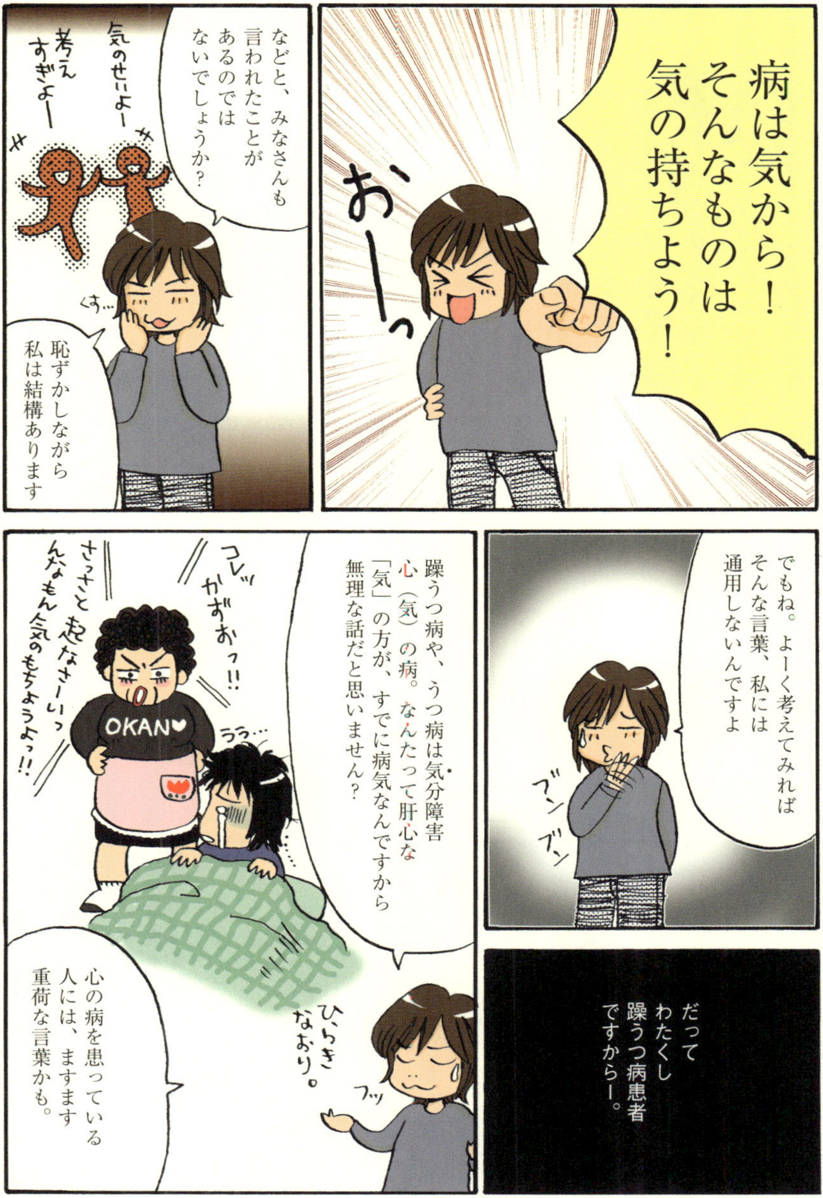
病は気から！
そんなものは
気の持ちよう！
おーーっ
などと、みなさんも
言われたことが
あるのでは
ないでしょうか？
気のせいよー
考えすぎよー
くす…
恥ずかしながら
私は結構あります
でもね。よーく考えてみれば
そんな言葉、私には
通用しないんですよ
ブンブン
だって
わたくし
躁うつ病患者
ですからー。
躁うつ病や、うつ病は気分障害
心（気）の病。なんたって肝心な
「気」の方が、すでに病気なんですから
無理な話だと思いませんか？
コレッ
かずおっ!!
さっさと起きなさーいっ
んなもん気のもちようよっ!!
OKAN♥
ううう…
ひらきなおり。
フッ
心の病を患っている
人には、ますます
重荷な言葉かも。

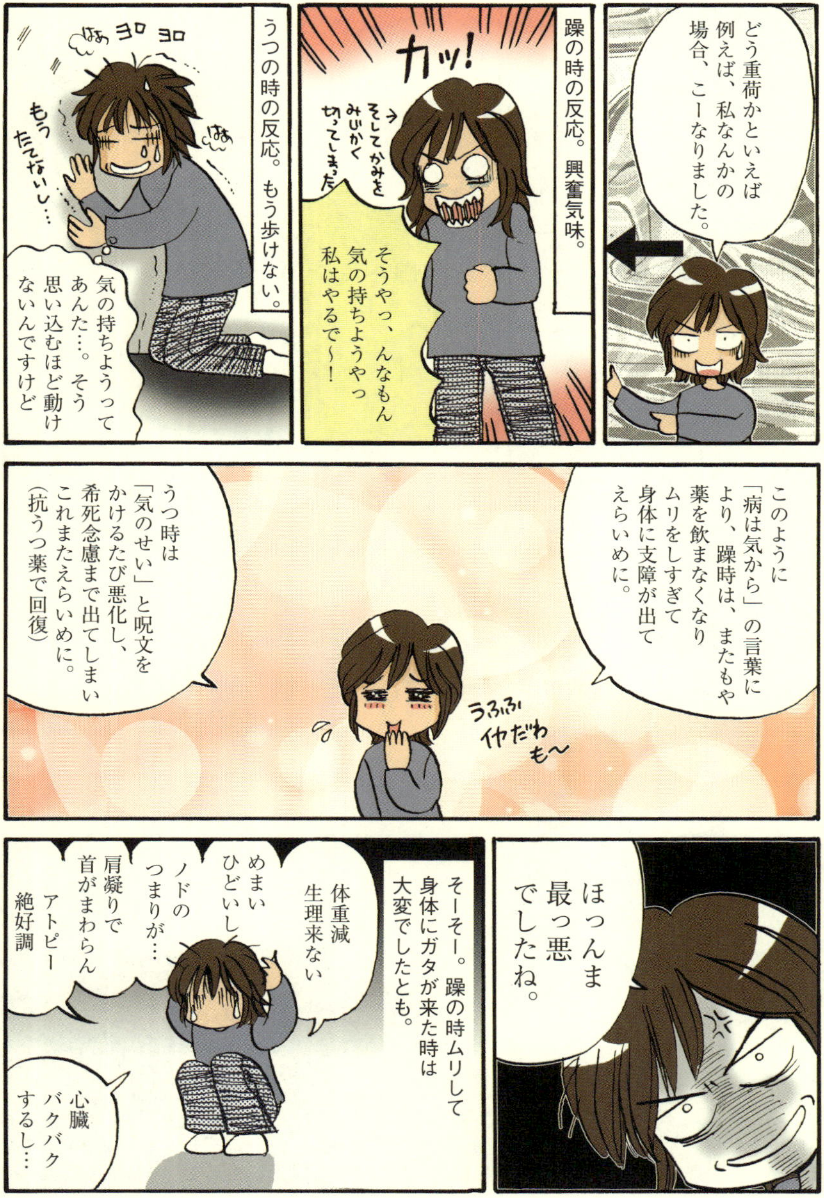
どう重荷かといえば例えば、私なんかの場合、こーなりました。
躁の時の反応。興奮気味。
カッ!
そしてかみをみじかく切ってしまった
そうやっ、んなもん気の持ちようやっ私はやるで〜!
うつの時の反応。もう歩けない。
はぁ ヨロ ヨロ
もうたてないし…
はぁ
気の持ちようってあんた…。そう思い込むほど動けないんですけど
このように「病は気から」の言葉により、躁時は、またもや薬を飲まなくなりムリをしすぎて身体に支障が出てえらいめに。
うふふ イヤだわも〜
うつ時は「気のせい」と呪文をかけるたび悪化し、希死念慮まで出てしまいこれまたえらいめに。(抗うつ薬で回復)
ほっんま最っ悪でしたね。
そーそー。躁の時ムリして身体にガタが来た時は大変でしたとも。
体重減 生理来ない
めまいひどいし
ノドのつまりが…
肩凝りで首がまわらん
アトピー絶好調
心臓バクバクするし…

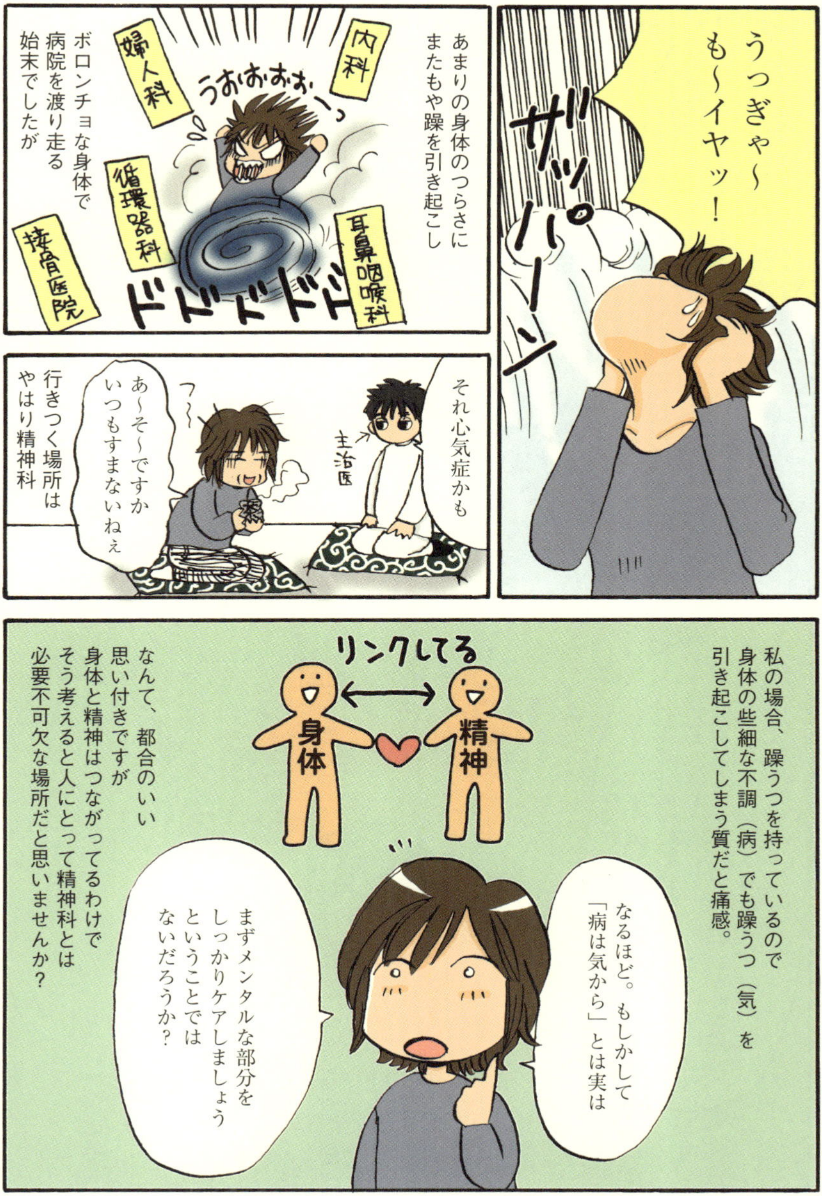
うっぎゃ〜
も〜イヤッ!
ザッパーン
あまりの身体のつらさに
またもや躁を引き起こし
内科
うおおおお
婦人科
耳鼻咽喉科
循環器科
接骨医院
ドドドドド
ボロンチョな身体で
病院を渡り走る
始末でしたが
それ心気症かも
主治医
あ〜そ〜ですか
いつもすまないねぇ
つ〜
行きつく場所は
やはり精神科
私の場合、躁うつを持っているので
身体の些細な不調（病）でも躁うつ（気）を
引き起こしてしまう質だと痛感。
リンクしてる
身体
精神
なんて、都合のいい
思い付きですが
身体と精神はつながってるわけで
そう考えると人にとって精神科とは
必要不可欠な場所だと思いませんか?
なるほど。もしかして
「病は気から」とは実は
まずメンタルな部分を
しっかりケアしましょう
ということでは
ないだろうか?

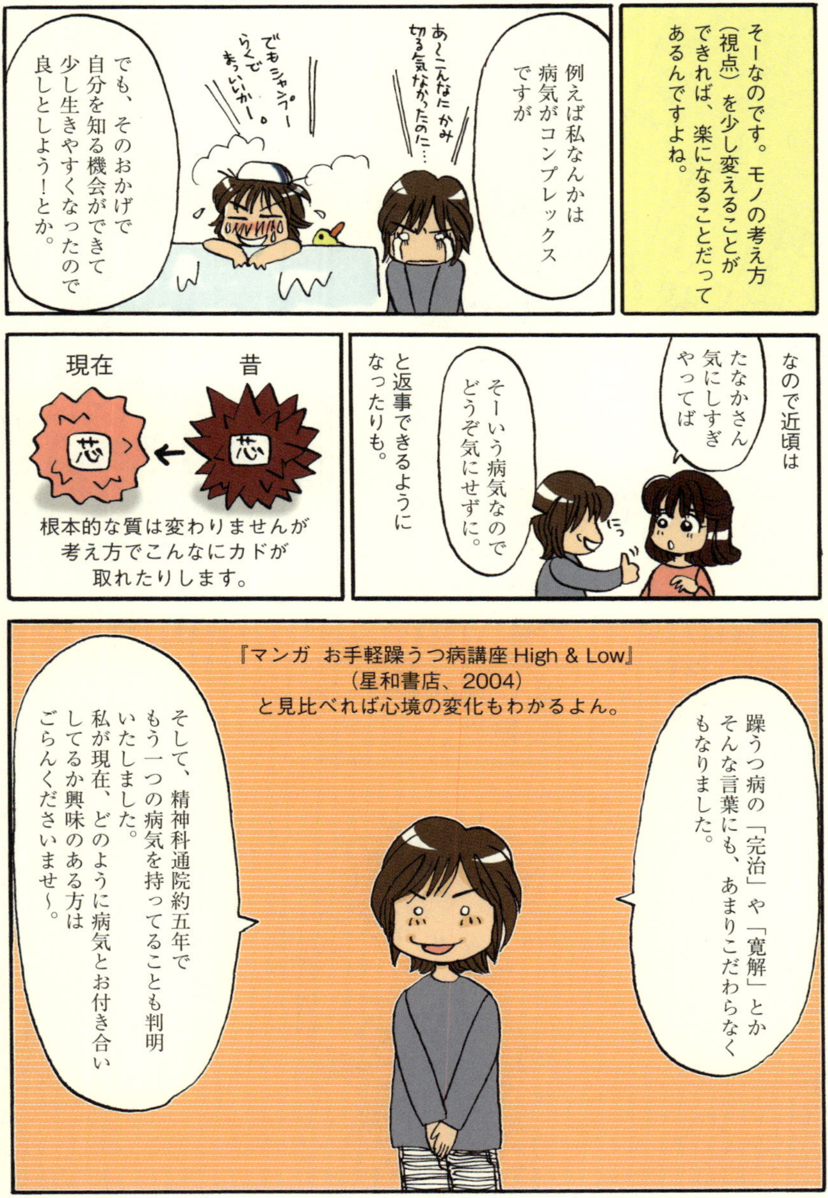

そーなのです。モノの考え方（視点）を少し変えることができれば、楽になることだってあるんですよね。
例えば私なんかは病気がコンプレックスですが
あ～こんなに かみ切る気なかったのに…
でもシャンプーらくで まっいいかー。
でも、そのおかげで自分を知る機会ができて少し生きやすくなったので良しとしよう！とか。
なので近頃は
たなかさん気にしすぎやってば
そーいう病気なのでどうぞ気にせずに。
にっ
と返事できるようになったりも。
昔
現在
芯
芯
根本的な質は変わりませんが考え方でこんなにカドが取れたりします。
『マンガ お手軽躁うつ病講座 High & Low』（星和書店、2004）と見比べれば心境の変化もわかるよん。
躁うつ病の「完治」や「寛解」とかそんな言葉にも、あまりこだわらなくもなりました。
そして、精神科通院約五年でもう一つの病気を持ってることも判明いたしました。私が現在、どのように病気とお付き合いしてるか興味のある方はごらんくださいませ～。

マンガ

境界性人格障害&《アンド》躁うつ病REMIX《リミックス》

日々奮闘している方々へ。マイペースで行こう！

著

たなかみる

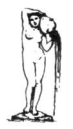

星 和 書 店

Seiwa Shoten Publishers

2-5 Kamitakaido 1-Chome
Suginamiku Tokyo 168-0074, Japan

Borderline & Bipolar Remixed

by

Miru Tanaka

はじめに

前回「躁うつ病」に関する本『マンガ お手軽躁うつ病講座High & Low』を星和書店から出版させていただいてから燃え尽き症候群のようになり、「あの内容で本当によかったんだろうか」と、一時期くすぶっていて、恐ろしくてまともに本を直視することもできない状態が続いていましたが、だから自分はダメなんだ、と思い直して勇気を振り絞って本を読み返してみると……文章は意味もない怒りで殴り書きしてるようだし、絵も定まっておらず、「これぞまさしく躁状態！」。躁の時の自分は見たくもありませんから、案の定とても嫌気がさしました。でもよく思い直してみると、あんなぐちゃぐちゃな精神状態の中で、よくぞ出来上がったものだ……と呆《あき》れて感心するようになり、それ以降は逆に当時の自分を少しほめてあげられるようになりました。ええ、冷静に言ってます。なぜなら今の私にはあのような文章などはとても書けません。だいたい「あたし」とか書いてること自体「躁」です。今の私にはありえません（笑）。そういう意味では「躁うつ病患者が書いた本」だとわかる人はわかるだろうし、あれはあれでよかったんだと思ってます。
しかし前回の内容は「躁うつ病」がメインで意識はしつつも、「躁うつ病オンリーワールド」だけでは現実に誰も目を通してくれないという思いから、他の併発病状も混合してちりばめていたうえ、あの「なんでみんなわかってくれないの⁉」みたいな怒りの勢いの文章。あんな攻撃態勢な内容じゃ、わかるものもわからなくなってしまうって……と自分にツッコみたくはなりました。それならば、せめて今回はもうちょっと優しく書いてみてはどうだろう?と考えました。
でもこれまた「躁うつ病オンリーワールド」だけでは、やはり世間が狭いと思うのです。この考えはあまり変わることもなく。私が思うに、純粋な躁うつ病の病状だけ出ている人って実際少ないんじゃないか、躁うつ病のほかにも、何か違う心の病を併発してる人の方が多いんじゃないかな、と。各病状で病名も分かれますが、なんやかんやで、心の病気ってどこかでリンクしてる部分あると思うんです。違うけど似てるというか。
少なくとも私がそうでした。私自身、実際いろんな病状を抱えておりますし、治療を続けていくなか、躁うつ病のほか、違う病、境界性人格障害(BPD=ボーダーライン・パーソナリティー・ディスオーダー)も併存していたことが判明しました。なので、この本を手に取って読んでくださっている方々もそれぞれ、考えることも意見も違うと思いますが、なにか共通点や理解を見いだしてくれれば、きっと「精神疾患」という「心の病」にも関心を示してくれるのではないでしょうか？　……という考えのもと、今回はフェミニンな感じで行きたいと思います（笑）。

また、先ほども言ったように、私は躁うつ病のほか、いろんな病状も併発しているわけですが、それを乗り越えることで、思考もドンドン変わってきました。思考が変われば、躁うつ病やＢＰＤに対するコンプレックスもずいぶん楽になったりする時もあったりなんかして（まぁこれは気分によりますが。笑）、楽になれば余裕も出てくるわけで、そうすると見えてなかった周囲の人の気持ちも少しわかってきたりして、少しだけ生きやすい環境にもなりました。

ココロの病があるからこそ見えること、わかることってたくさんあります。この本に目をとおして「モノの見方が変われば少し楽になる」ということに気づいていただき、またこの本が助けになれば、こんなに嬉しいことはありません。

目次

第2章　境界性人格障害について……31

第1章　現在はこんなふうになってます

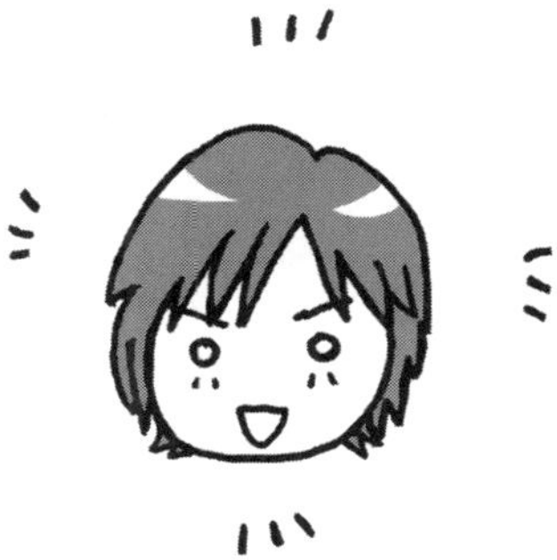

簡単あらすじ

不眠が続いたことをきっかけに、心療内科デビュー致しましたが、当初は「軽いうつ病」と診断され、でもやたら活発で攻撃的な自分もいたので、疑問を抱いた私は違う病院に足を運び、そこで受診してみると今度は「抑うつ状態」というではないですか。なにか違うと思い続け、そう思い込んだら納得するまで突き進む我が白黒性格。*そして自分の出した勝手な判断は「うつ病ではなく境界性人格障害（ＢＰＤ＝ボーダーライン・パーソナリティー・ディスオーダー）では？」でした。そんな感じだったので、納得できるまで医師をかえました。

現在の主治医に診ていただいたとき、初めて「躁うつ病」という病名が出て、とりあえずここで納得。こうして本格的に精神科で治療を始めたのであります。薬物療法で躁うつの病状は回復してきましたが、自傷行為はなかなか治らない。薬依存にもなり、自分は躁うつ患者だけど、やっぱＢＰＤも持ってるんでは……と密かに不安を抱きながらの通院が続いたわけですが、ある日、主治医の一言。「躁うつ病の陰になんか隠れてるとは思ってたんや～」この言葉で「良い患者を演じていた私」は一気に崩れてしまい、その瞬間、化けの皮がはがれたのでした。

実は密かに隠していた私のひどい癖。それはＢＰＤには欠かせない「三者間のしがみつき＆衝動性と攻撃性の行動化パターン」でした。もちろん、私は主治医に見捨てられたくありません。なので無意識に「良い患者」をずっと演じてきたようで、それに気づかせてくれたのは臨床心理士さん。

躁うつ病のほか、ＢＰＤもやはり持っていたようで、また主治医もＢＰＤという病名は簡単に診断したくない質《たち》だったため、なんだか空回りしておりました。このカラクリに気づいた日から、主治医の指導のもと、只今修行している最中です。

＊白黒性格…白黒はっきりさせたい性格。

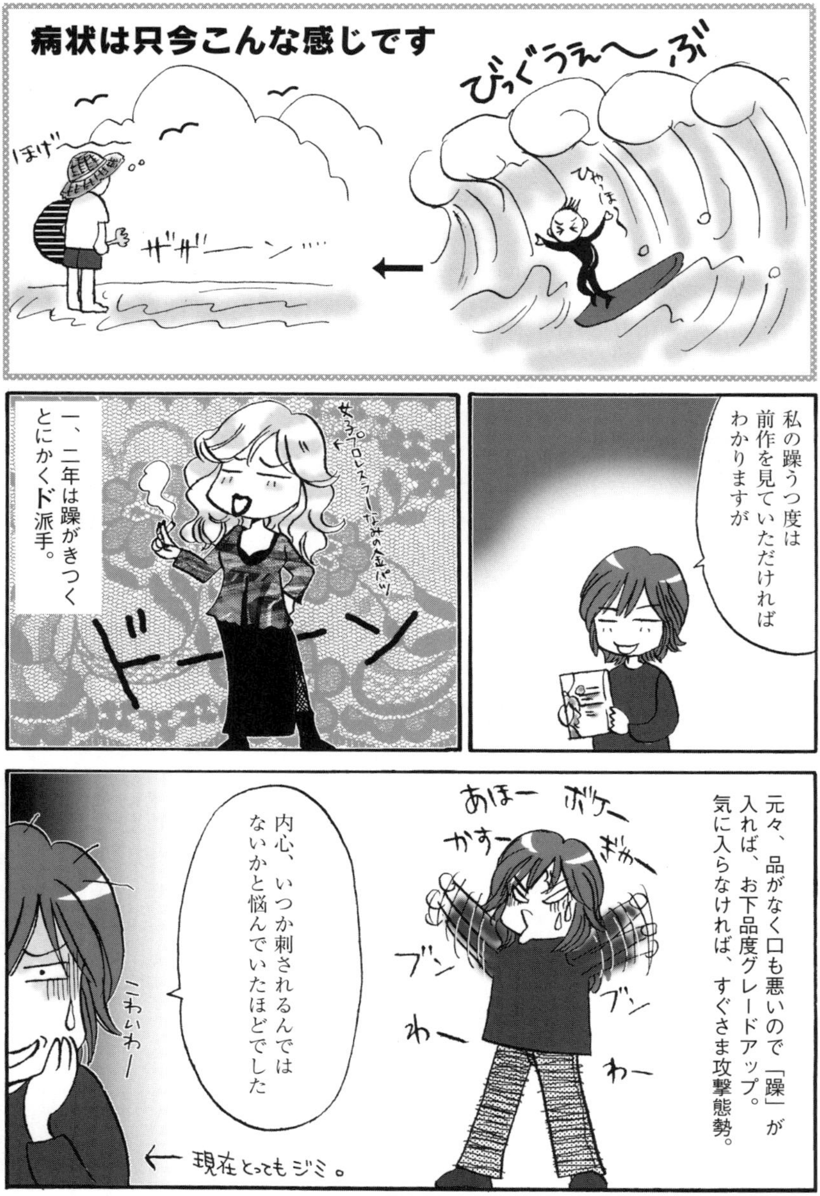
病状は只今こんな感じです
びっぐうぇ〜ぶ
ひゃっほ〜
ほげ
ザザーーン…
私の躁うつ度は前作を見ていただければわかりますが
一、二年は躁がきつくとにかくド派手。
女子プロレスラーなみの金パツ
ドーーーン
元々、品がなく口も悪いので「躁」が入れば、お下品度グレードアップ。気に入らなければ、すぐさま攻撃態勢。
あほー　ボケー
かすー
ブン
ブン
わー
わー
内心、いつか刺されるんではないかと悩んでいたほどでした
こわいわー
← 現在とってもジミ。

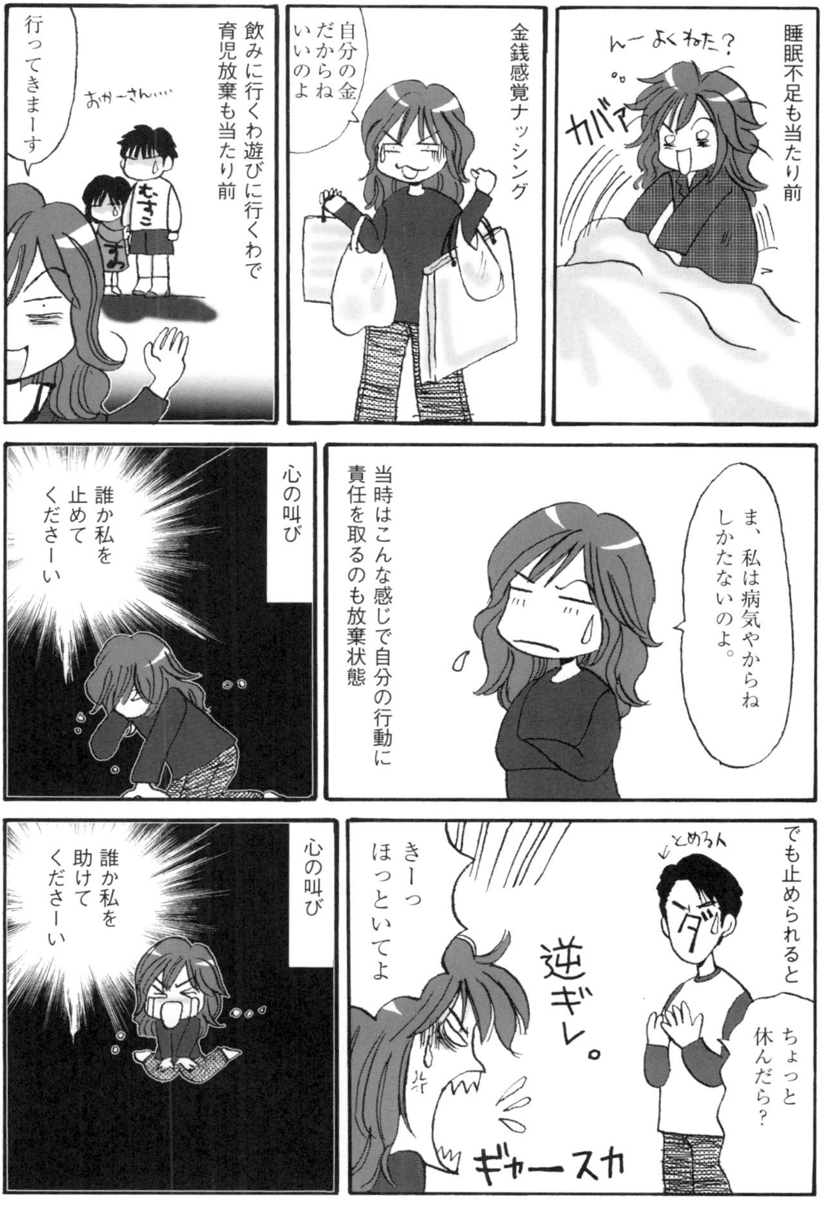
睡眠不足も当たり前
んーよくねた？
カバァ
金銭感覚ナッシング
自分の金だからねいいのよ
飲みに行くわ遊びに行くわで育児放棄も当たり前
おかーさん…
むすこ
行ってきまーす
ま、私は病気やからねしかたないのよ。
当時はこんな感じで自分の行動に責任を取るのも放棄状態
心の叫び
誰か私を止めてくださーい
でも止められると
とめる人
ちょっと休んだら？
きーっほっといてよ
逆ギレ。
ギャースカ
心の叫び
誰か私を助けてくださーい

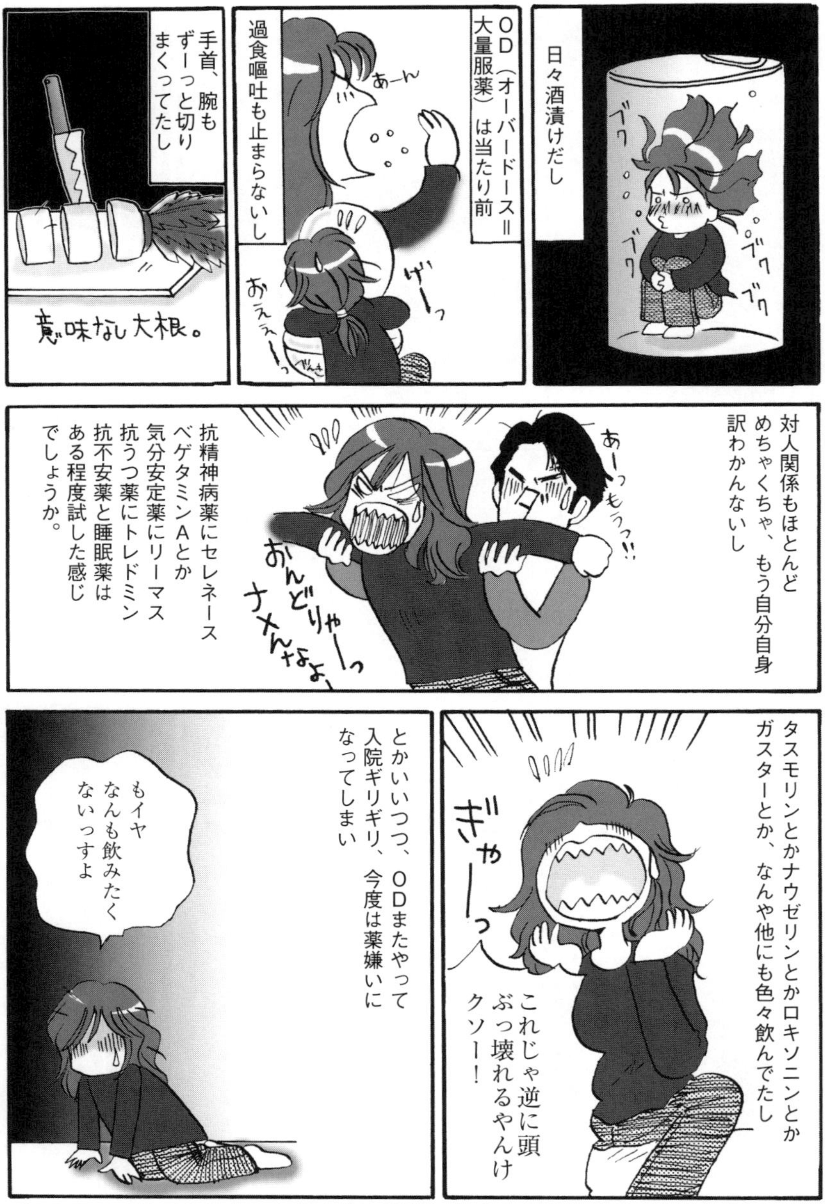
日々酒漬けだし
ブクブク
ブクブク
OD（オーバードース＝大量服薬）は当たり前
あーん
過食嘔吐も止まらないし
げーっ
おえぇーっ
手首、腕もずーっと切りまくってたし
意味なし大根。
対人関係もほとんどめちゃくちゃ、もう自分自身訳わかんないし
あーっもうっ!!
おんどりゃーっ
ナメんなよ
抗精神病薬にセレネースベゲタミンAとか気分安定薬にリーマス抗うつ薬にトレドミン抗不安薬と睡眠薬はある程度試した感じでしょうか。
タスモリンとかナウゼリンとかロキソニンとかガスターとか、なんや他にも色々飲んでたし
ぎゃーっ
これじゃ逆に頭ぶっ壊れるやんけクソー！
とかいいつつ、ODまたやって入院ギリギリ、今度は薬嫌いになってしまい
もイヤなんも飲みたくないっすよ

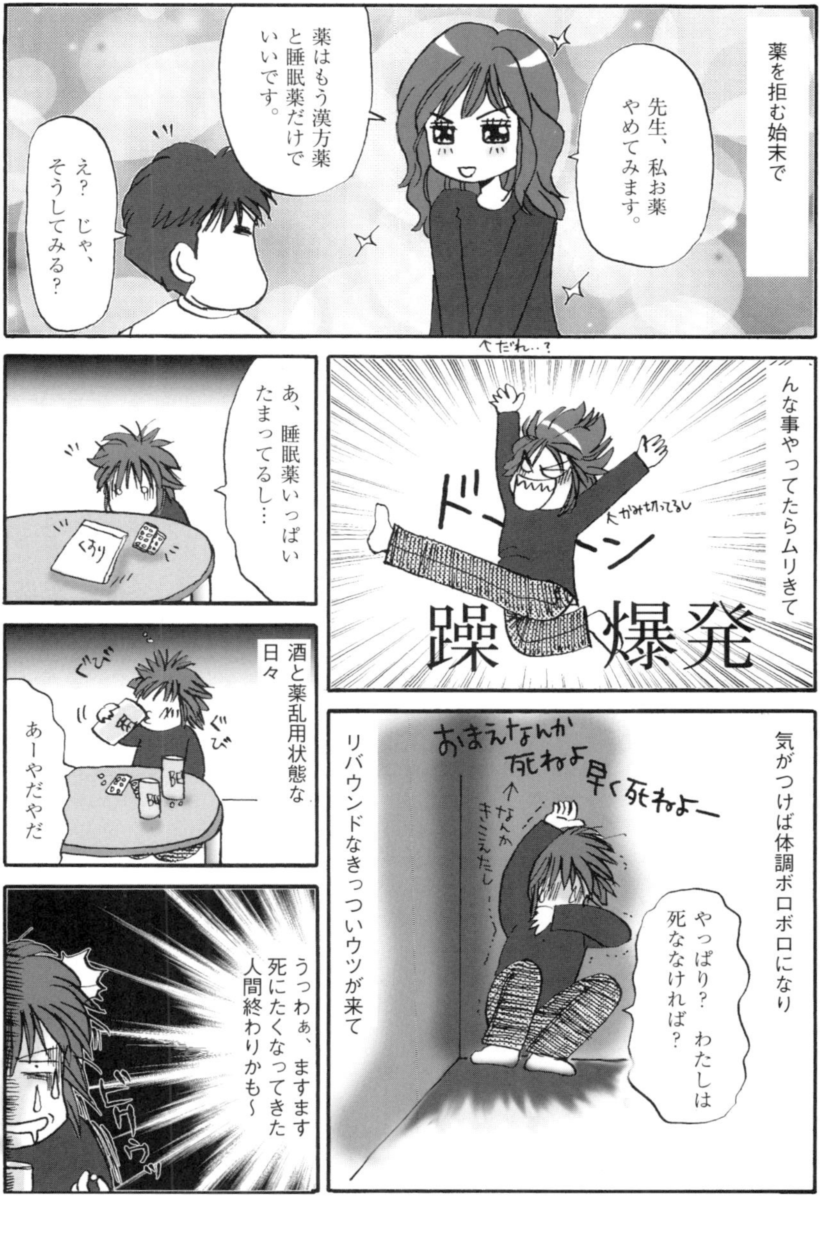

薬を拒む始末で
先生、私お薬やめてみます。
薬はもう漢方薬と睡眠薬だけでいいです。
え？　じゃ、そうしてみる？
↑だれ…？
んな事やってたらムリきて
ドーン
↑かみ切ってるし
躁爆発
気がつけば体調ボロボロになり
リバウンドなきっついウツが来て
おまえなんか死ねよ早く死ねよ～
↑なんかきこえたし…
やっぱり？　わたしは死ななければ？
あ、睡眠薬いっぱいたまってるし…
くすり
酒と薬乱用状態な日々
ぐび
ぐび
あーやだやだ
うっわぁ、ますます死にたくなってきた人間終わりかも～
ビクゥゥ

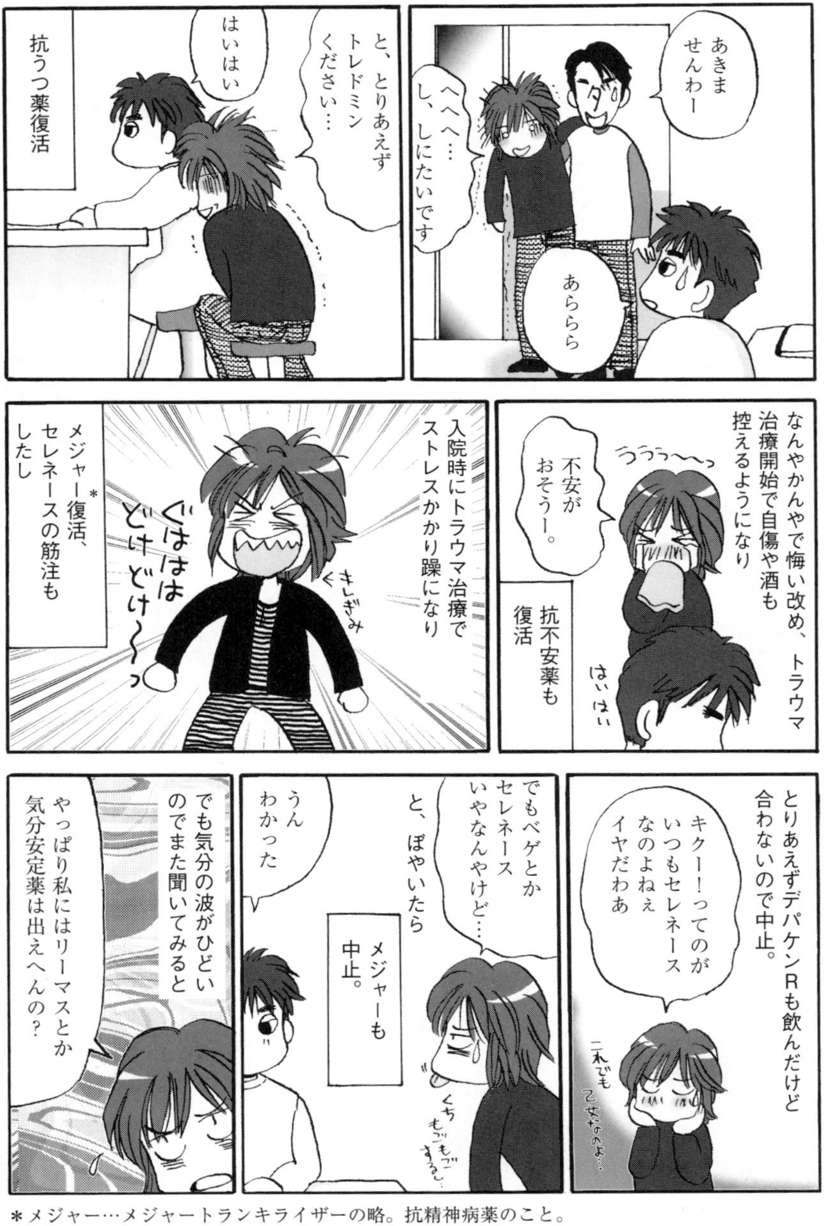
あきま
せんわー
へへへ…
し、しにたいです
あららら
と、とりあえず
トレドミン
ください…
はいはい
抗うつ薬復活
なんやかんやで悔い改め、トラウマ
治療開始で自傷や酒も
控えるようになり
うううぅ〜〜っ
不安が
おそうー。
抗不安薬も
復活
はいはい
入院時にトラウマ治療で
ストレスかかり躁になり
ぐははは
どけどけ〜〜っ
キレぎみ
メジャー*復活、
セレネースの筋注も
したし
とりあえずデパケンRも飲んだけど
合わないので中止。
キクー！ってのが
いつもセレネース
なのよねぇ
イヤだわあ
これでも
乙女なのよ…
でもベゲとか
セレネース
いやなんやけど…
と、ぼやいたら
くち
もごもご
するる…
メジャーも
中止。
うん
わかった
でも気分の波がひどい
のでまた聞いてみると
やっぱり私にはリーマスとか
気分安定薬は出えへんの？

＊メジャー…メジャートランキライザーの略。抗精神病薬のこと。

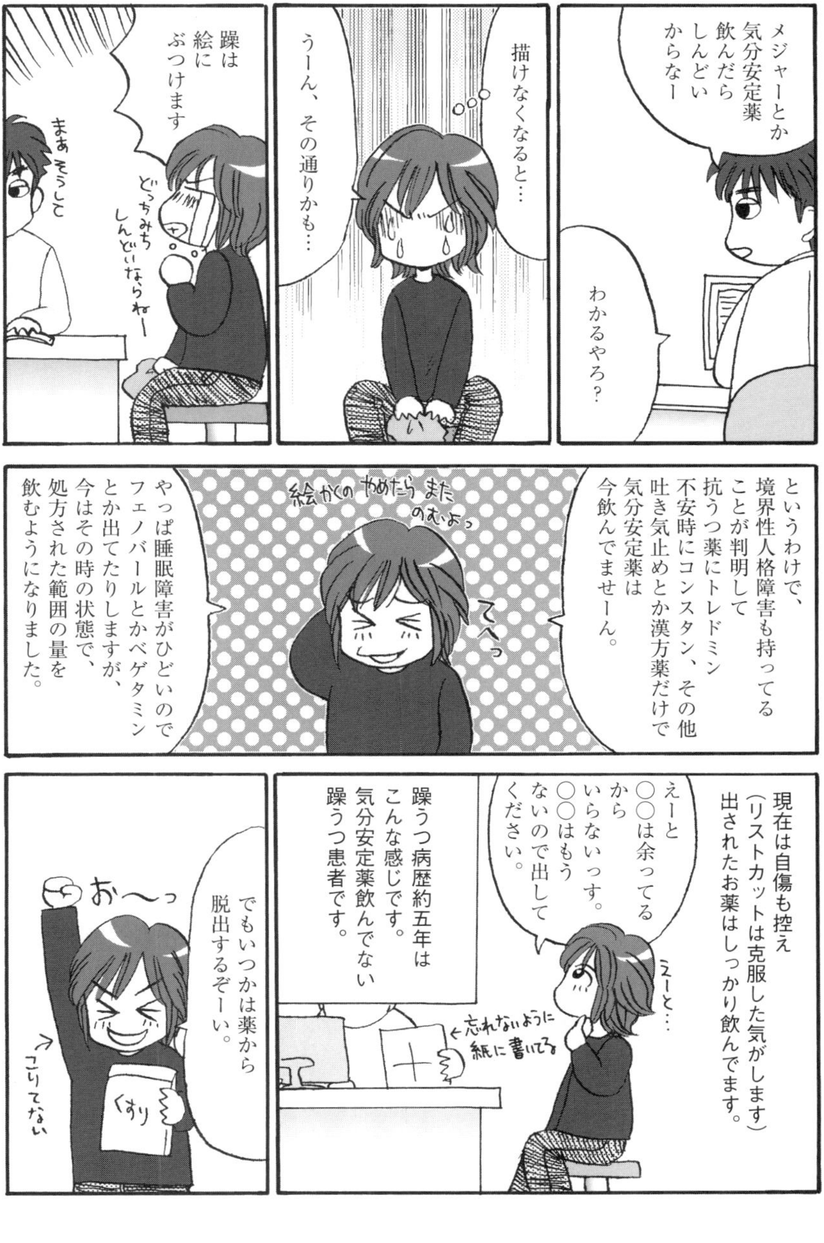

メジャーとか気分安定薬飲んだらしんどいからなー
わかるやろ？
描けなくなると…
うーん、その通りかも…
躁は絵にぶつけます
まあそうして
どっちみちしんどいならねー
というわけで、境界性人格障害も持ってることが判明して抗うつ薬にトレドミン不安時にコンスタン、その他吐き気止めとか漢方薬だけで気分安定薬は今飲んでませーん。
てへっ
絵かくのやめたらまたのむよっ
やっぱ睡眠障害がひどいのでフェノバールとかベゲタミンとか出てたりしますが、今はその時の状態で、処方された範囲の量を飲むようになりました。
現在は自傷も控え（リストカットは克服した気がします）出されたお薬はしっかり飲んでます。
えーと○○は余ってるからいらないっす。○○はもうないので出してください。
えーと…
←忘れないように紙に書いてる
躁うつ病歴約五年はこんな感じです。気分安定薬飲んでない躁うつ患者です。
でもいつかは薬から脱出するぞーい。
お〜っ
くすり
←こりてない

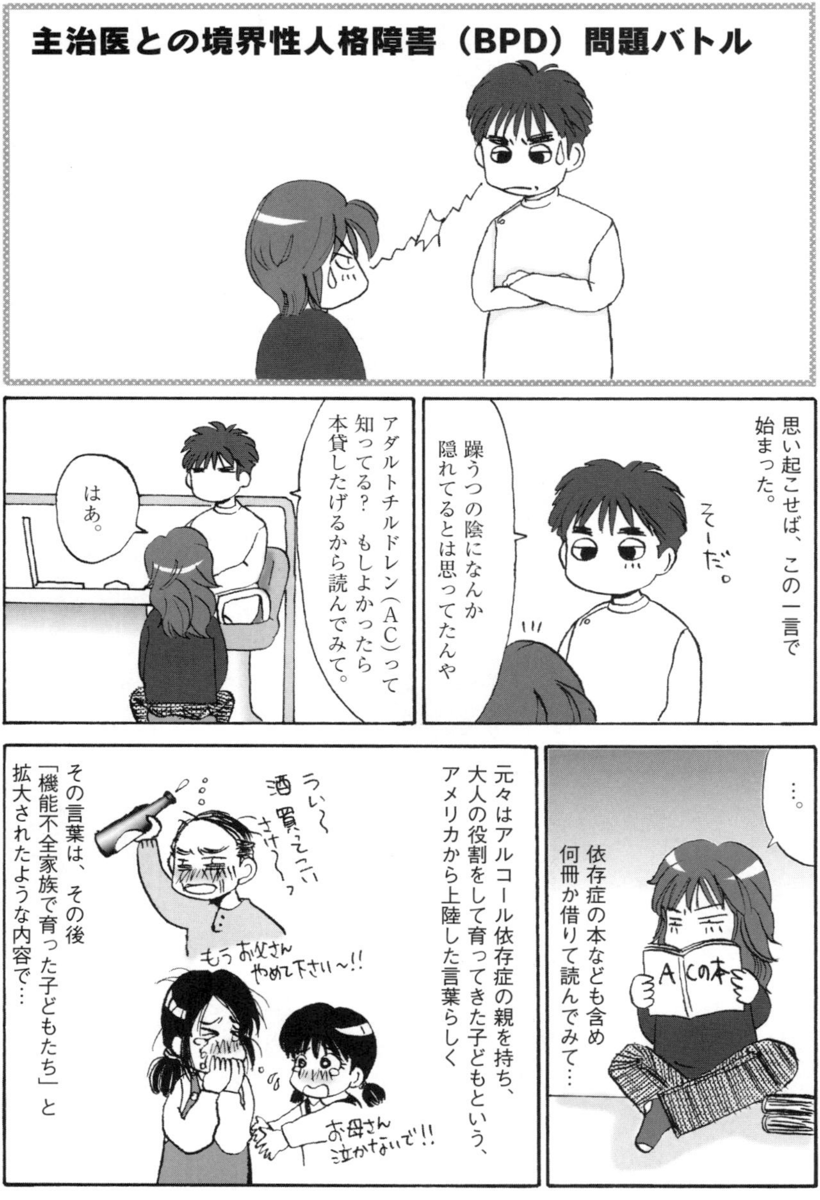
主治医との境界性人格障害（BPD）問題バトル
思い起こせば、この一言で始まった。
そーだ。
躁うつの陰になんか隠れてるとは思ってたんや
アダルトチルドレン（AC）って知ってる？　もしよかったら本貸したげるから読んでみて。
はあ。
…。
依存症の本なども含め何冊か借りて読んでみて…
ACの本
元々はアルコール依存症の親を持ち、大人の役割をして育ってきた子どもという、アメリカから上陸した言葉らしく
うぃ〜
酒買ってこい
さけ〜っ
もうお父さんやめて下さい〜!!
お母さん泣かないで!!
その言葉は、その後「機能不全家族で育った子どもたち」と拡大されたような内容で…

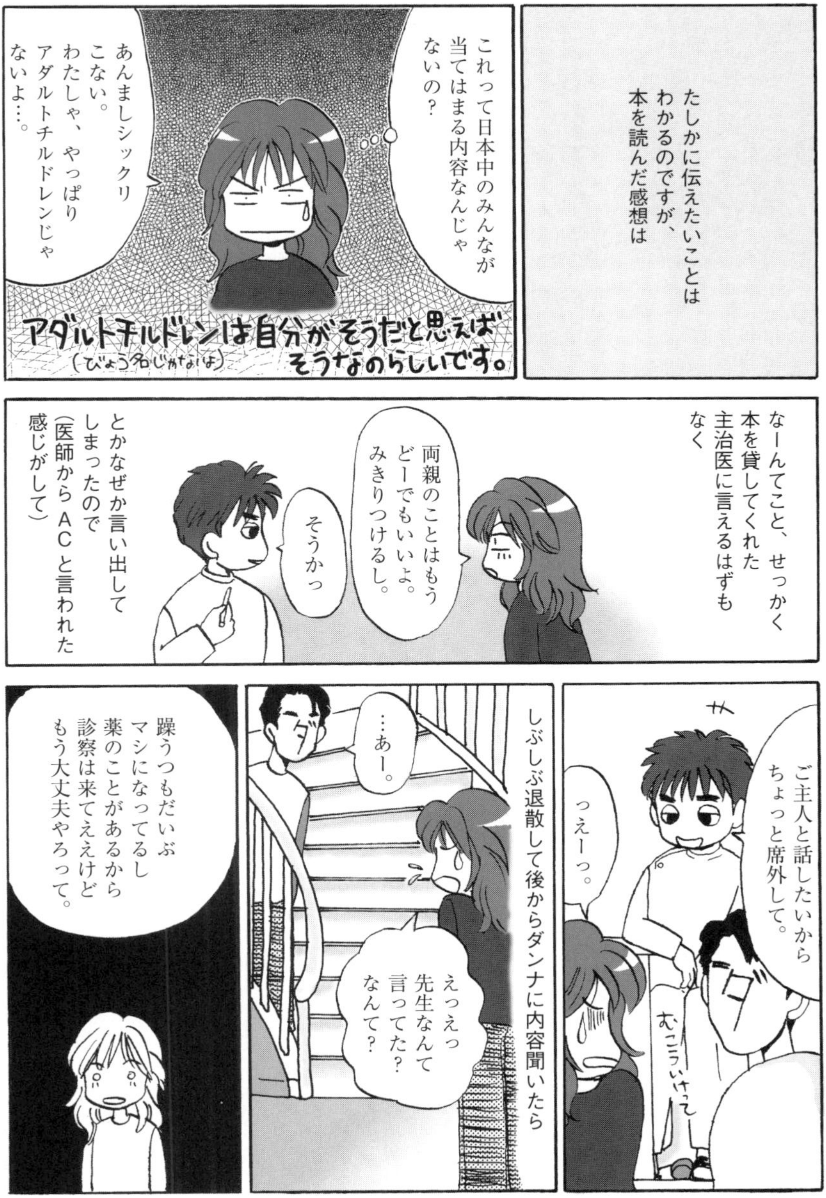
たしかに伝えたいことはわかるのですが、本を読んだ感想は
これって日本中のみんなが当てはまる内容なんじゃないの？
あんましシックリこない。わたしゃ、やっぱりアダルトチルドレンじゃないよ…。
アダルトチルドレンは自分がそうだと思えばそうなのらしいです。
(びょう名じゃないよ)
なーんてこと、せっかく本を貸してくれた主治医に言えるはずもなく
両親のことはもうどーでもいいよ。みきりつけるし。
そうかっ
とかなぜか言い出してしまったので（医師からＡＣと言われた感じがして）
ご主人と話したいからちょっと席外して。
つえーっ。
むこういけって
しぶしぶ退散して後からダンナに内容聞いたら
…あー。
えっえっ先生なんて言ってた？なんて？
躁うつもだいぶマシになってるし薬のことがあるから診察は来てええけどもう大丈夫やろって。

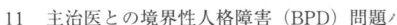

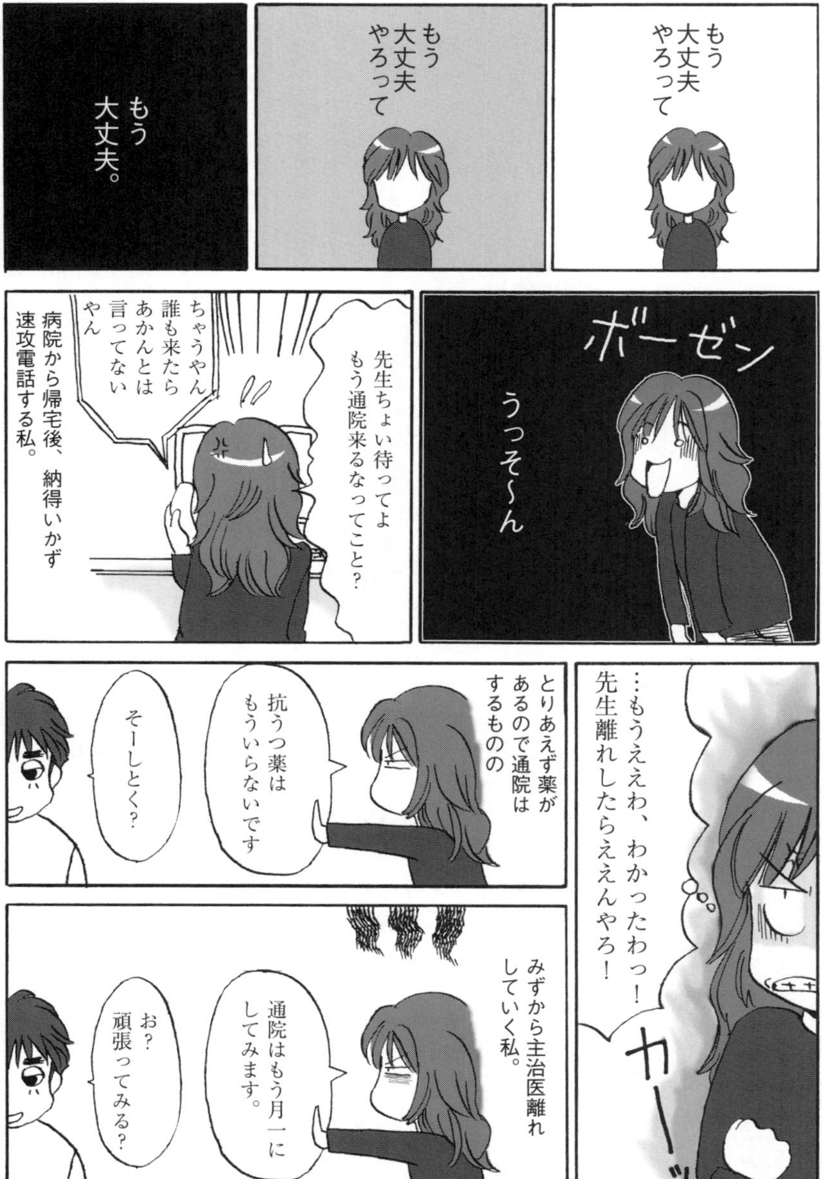
もう大丈夫やろって
もう大丈夫やろって
もう大丈夫。
ボーゼン
うっそ〜ん
先生ちょい待ってよ もう通院来るなってこと？
ちゃうやん 誰も来たら あかんとは 言ってない やん
病院から帰宅後、納得いかず速攻電話する私。
…もうええわ、わかったわっ！先生離れしたらええんやろ！
カーッ
とりあえず薬があるので通院はするものの
抗うつ薬はもういらないです
そーしとく？
みずから主治医離れしていく私。
通院はもう月一にしてみます。
お？頑張ってみる？

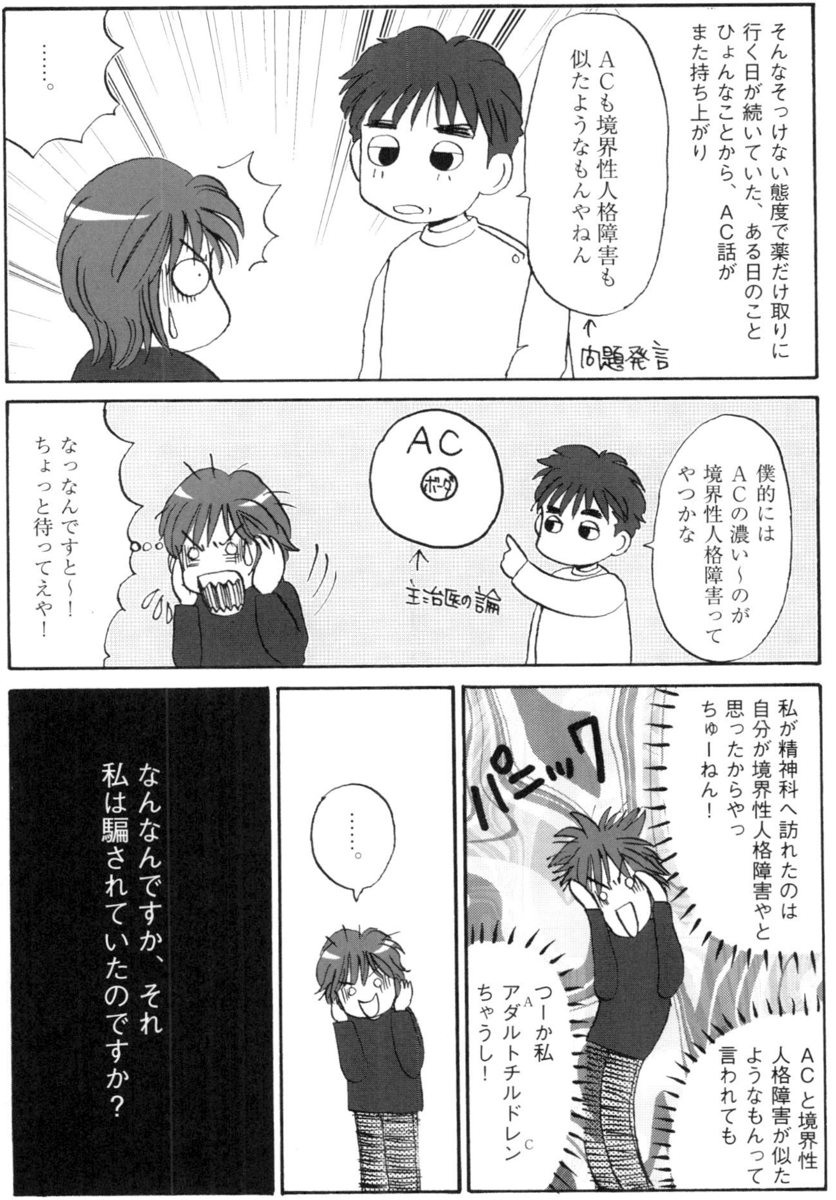
そんなそっけない態度で薬だけ取りに行く日が続いていた、ある日のことひょんなことから、ＡＣ話がまた持ち上がり
ＡＣも境界性人格障害も似たようなもんやねん
↑問題発言
……。
僕的にはＡＣの濃い～のが境界性人格障害ってやつかな
AC
ボーダ
主治医の論
なっなんですと～！ちょっと待ってえや！
私が精神科へ訪れたのは自分が境界性人格障害やと思ったからやっちゅーねん！
パニック
ＡＣと境界性人格障害が似たようなもんって言われても
つーか私アダルトチルドレンちゃうし！
……。
なんなんですか、それ私は騙されていたのですか？

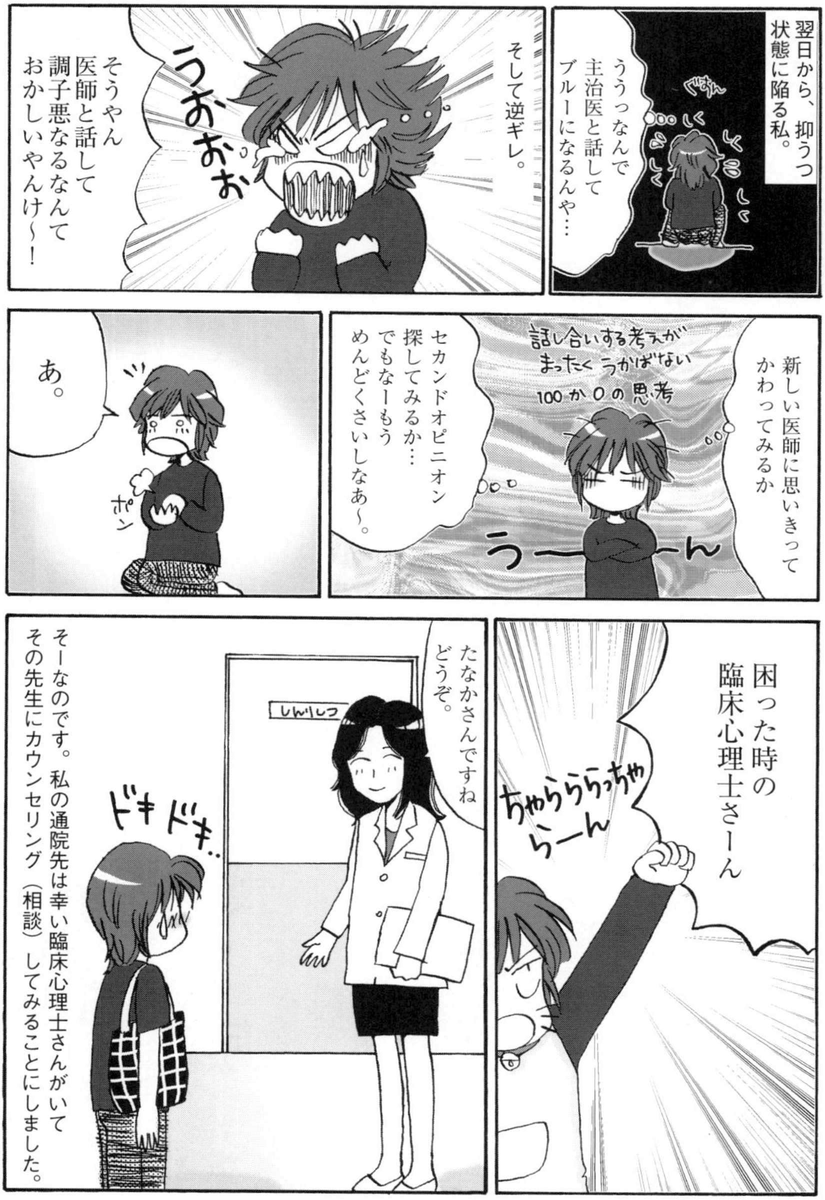
翌日から、抑うつ状態に陥る私。
ううっなんで主治医と話してブルーになるんや…
そして逆ギレ。
うおおお
そうやん医師と話して調子悪なるなんておかしいやんけ～！
新しい医師に思いきってかわってみるか
話し合いする考えがまったくうかばない
100か0の思考
うーーーん
セカンドオピニオン探してみるか…でもなーもうめんどくさいしなあ～。
あ。
ポン
困った時の臨床心理士さーん
ちゃらららっちゃらーん
たなかさんですねどうぞ。
しんりしつ
ドキドキ…
そーなのです。私の通院先は幸い臨床心理士さんがいてその先生にカウンセリング（相談）してみることにしました。

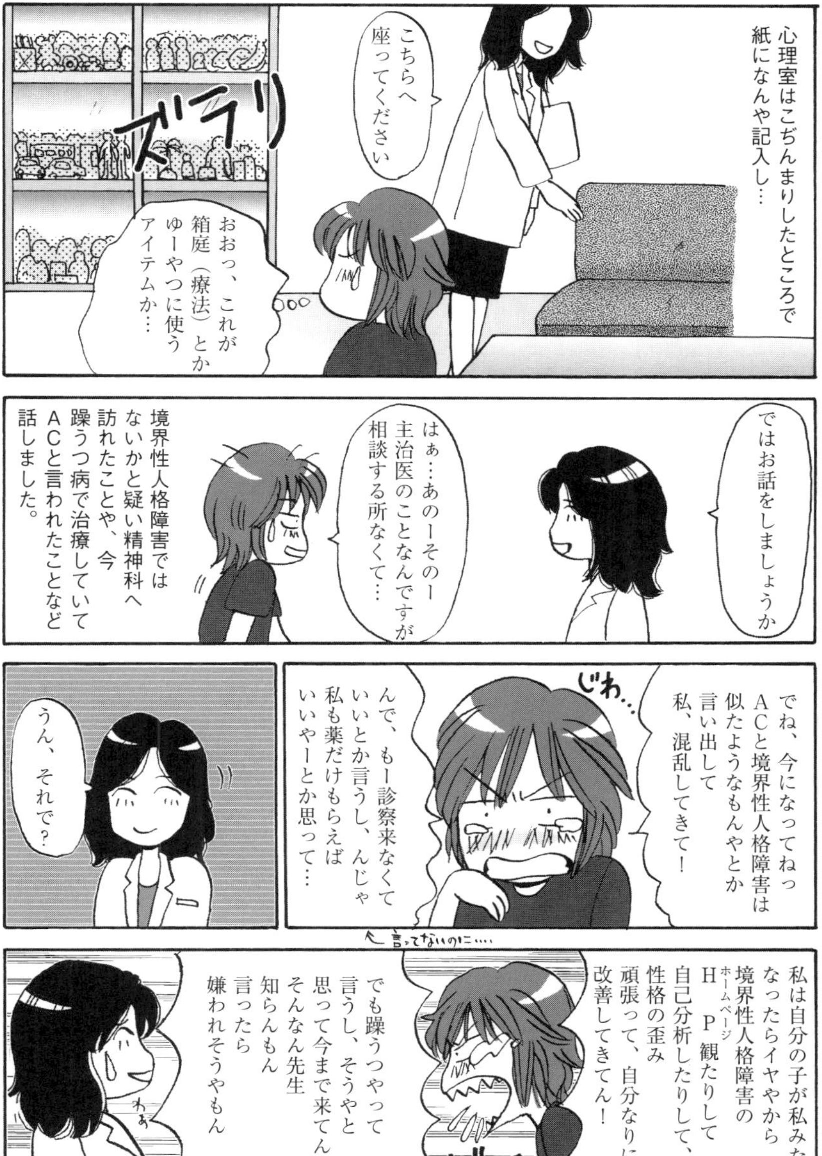
心理室はこぢんまりしたところで
紙になんや記入し…
こちらへ座ってください
ズラリ
おおっ、これが箱庭（療法）とかゆーやつに使うアイテムか…
ではお話をしましょうか
はぁ…あのーそのー主治医のことなんですが相談する所なくて…
境界性人格障害ではないかと疑い精神科へ訪れたことや、今躁うつ病で治療していてACと言われたことなど話しました。
でね、今になってねっACと境界性人格障害は似たようなもんやとか言い出して私、混乱してきて！
じわ…
んで、もー診察来なくていいとか言うし、んじゃ私も薬だけもらえばいいやーとか思って…
うん、それで？
↖言ってないのに……
私は自分の子が私みたくなったらイヤやから境界性人格障害のＨ　Ｐ《ホームページ》観たりして、自己分析したりして、性格の歪み頑張って、自分なりに改善してきてん！
ガーッ
でも躁うつやって言うし、そうやと思って今まで来てん！そんなん先生知らんもん言ったら嫌われそうやもん
わぁ

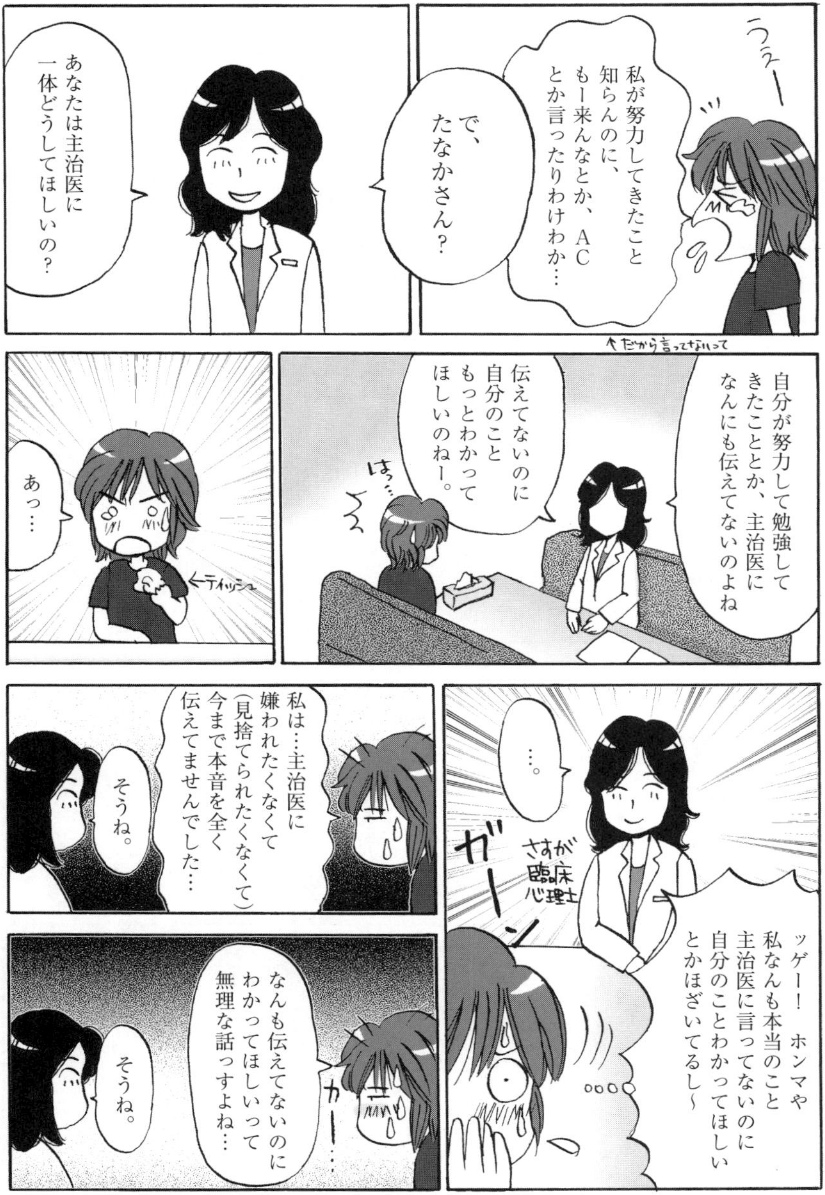
ウエー
私が努力してきたこと
知らんのに、
もー来んなとか、AC
とか言ったりわけわか…
↑だから言ってないって
で、
たなかさん？
あなたは主治医に
一体どうしてほしいの？
自分が努力して勉強して
きたこととか、主治医に
なんにも伝えてないのよね
伝えてないのに
自分のこと
もっとわかって
ほしいのねー。
はっ…
あっ…
←ティッシュ
…。
ガーン
さすが臨床心理士
ッゲー！　ホンマや
私なんも本当のこと
主治医に言ってないのに
自分のことわかってほしい
とかほざいてるし～
私は…主治医に
嫌われたくなくて
（見捨てられたくなくて）
今まで本音を全く
伝えてませんでした…
そうね。
なんも伝えてないのに
わかってほしいって
無理な話っすよね…
そうね。
カー…

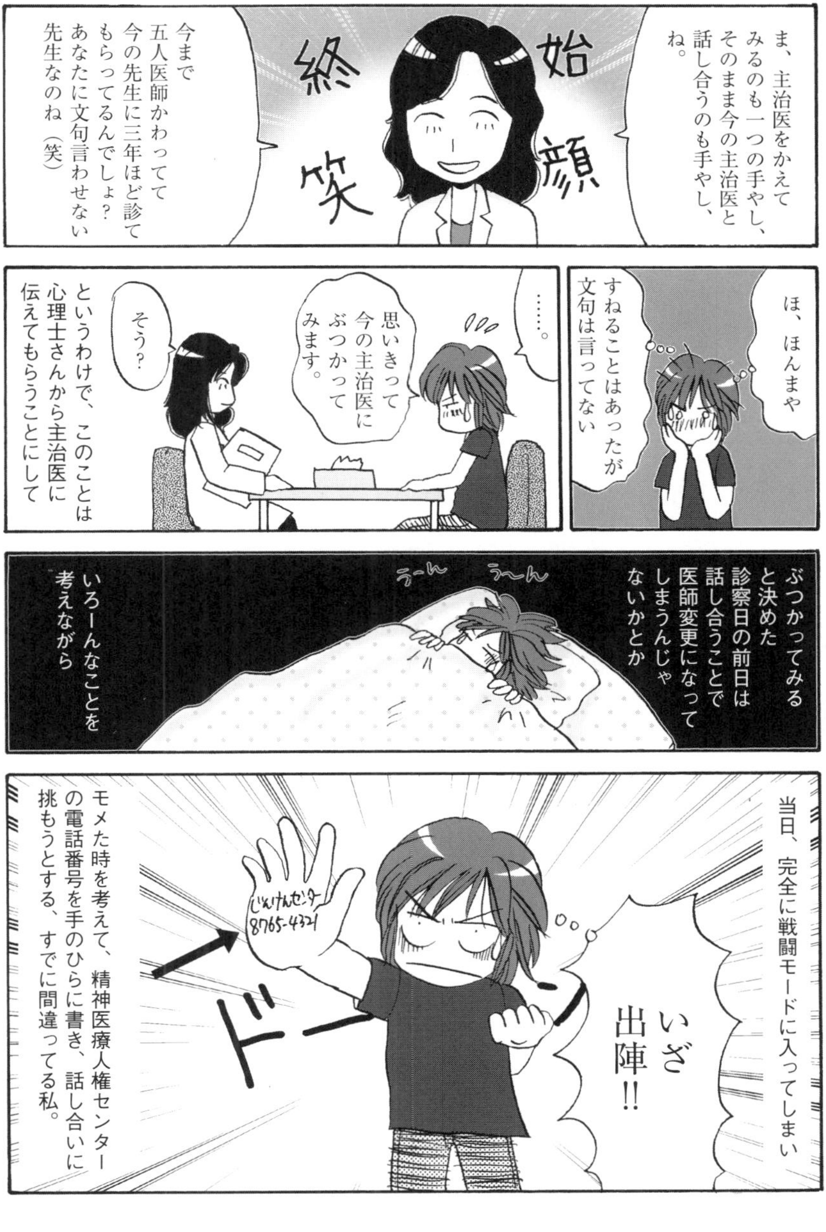
ま、主治医をかえてみるのも一つの手やし、そのまま今の主治医と話し合うのも手やし、ね。
終始笑顔
今まで五人医師かわってて今の先生に三年ほど診てもらってるんでしょ？あなたに文句言わせない先生なのね（笑）
ほ、ほんまや
すねることはあったが文句は言ってない
……。
思いきって今の主治医にぶつかってみます。
そう？
というわけで、このことは心理士さんから主治医に伝えてもらうことにして
ぶつかってみると決めた診察日の前日は話し合うことで医師変更になってしまうんじゃないかとか
う〜ん　う〜ん
いろーんなことを考えながら
当日、完全に戦闘モードに入ってしまい
いざ出陣!!
じんけんセンター
8765-4321
ドー
モメた時を考えて、精神医療人権センターの電話番号を手のひらに書き、話し合いに挑もうとする、すでに間違ってる私。

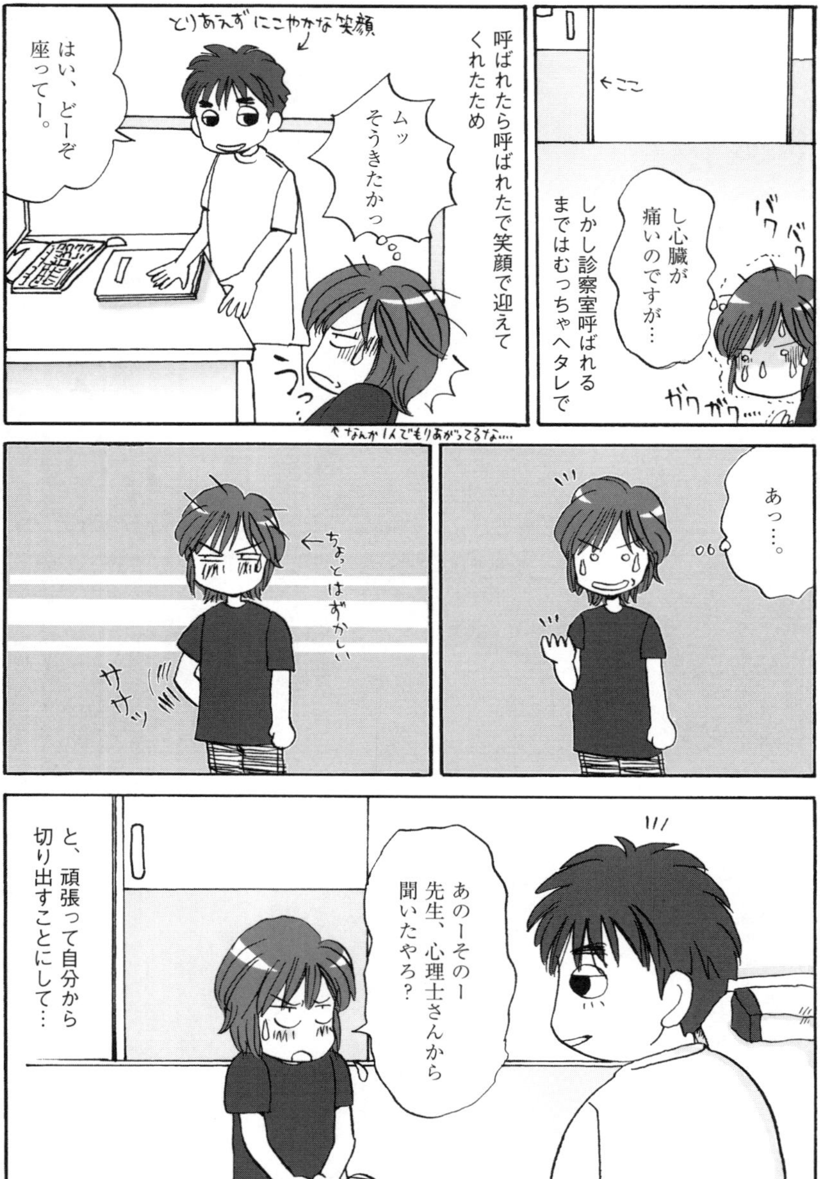
←ここ
バクバク
しかし診察室呼ばれるまではむっちゃヘタレで
し心臓が痛いのですが…
ガクガク…
呼ばれたら呼ばれたで笑顔で迎えてくれたため
とりあえずにこやかな笑顔
ムッ そうきたかっ
はい、どーぞ座ってー。
うっ
↑なんか1人でもりあがってるな…
あっ…。
←ちょっとはずかしい
ササッ
と、頑張って自分から切り出すことにして…
あのーそのー先生、心理士さんから聞いたやろ？

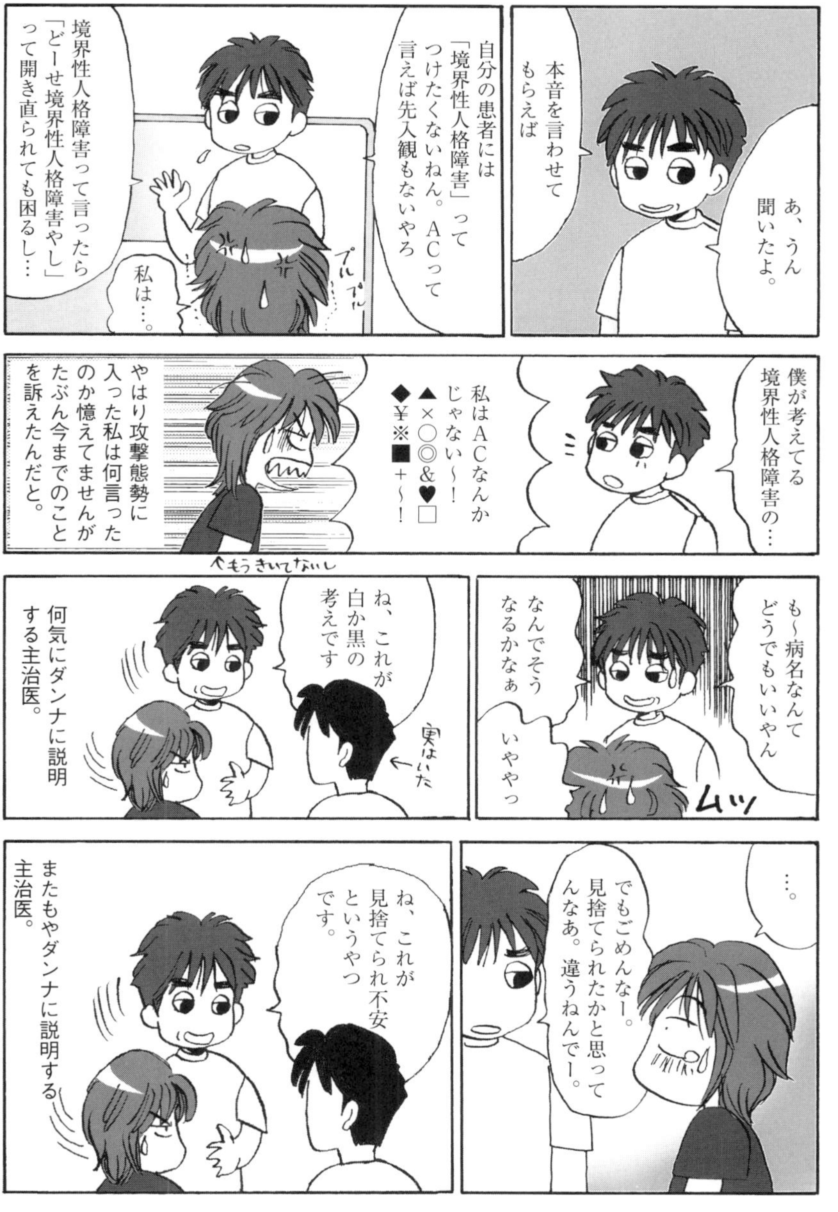
あ、うん
聞いたよ。
本音を言わせて
もらえば
自分の患者には
「境界性人格障害」って
つけたくないねん。ACって
言えば先入観もないやろ
境界性人格障害って言ったら
「どーせ境界性人格障害やし」
って開き直られても困るし…
プルプル
私は…。
僕が考えてる
境界性人格障害の…
私はACなんか
じゃない〜！
▲×〇◎&♥□
◆¥※■＋〜！
やはり攻撃態勢に
入った私は何言った
のか憶えてませんが
たぶん今までのこと
を訴えたんだと。
↑もうきいてないし
も〜病名なんて
どうでもいいやん
なんでそう
なるかなぁ
いややっ
ムッ
ね、これが
白か黒の
考えです
実はいた
何気にダンナに説明
する主治医。
…。
でもごめんなー。
見捨てられたかと思って
んなあ。違うねんでー。
ね、これが
見捨てられ不安
というやつ
です。
またもやダンナに説明する
主治医。

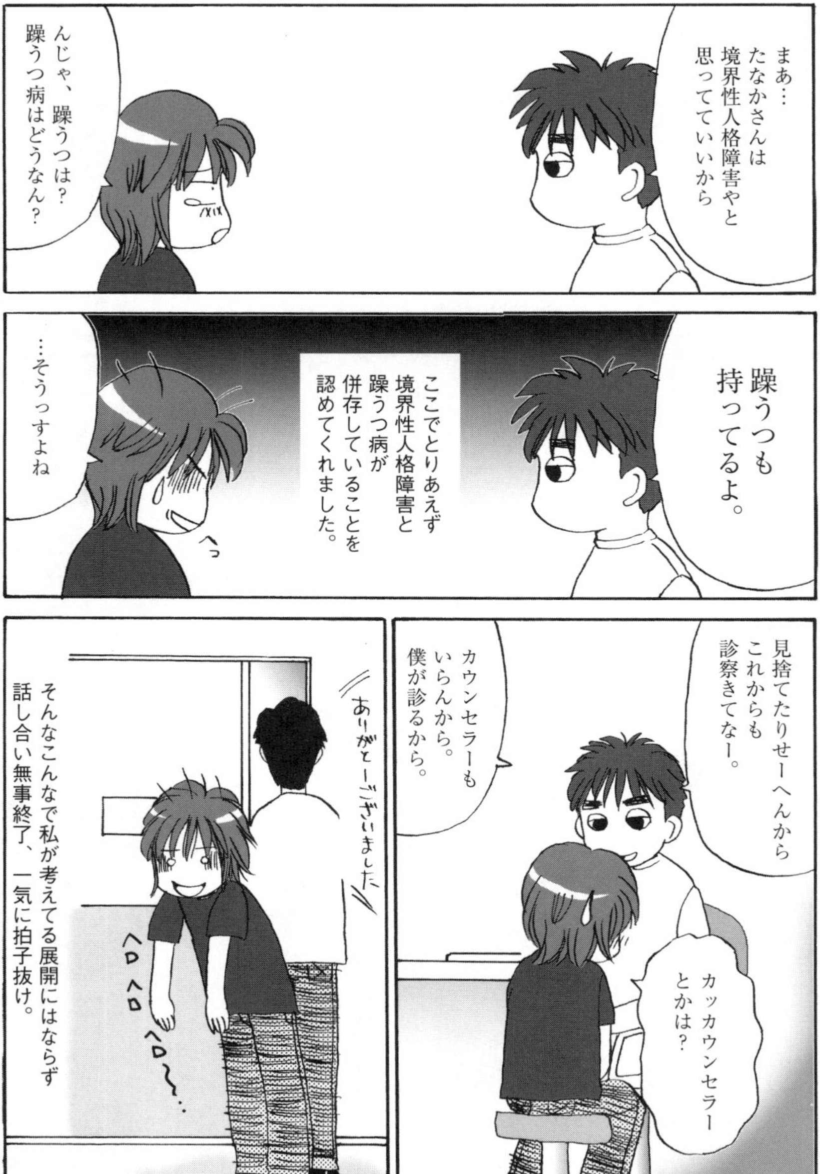
まあ…
たなかさんは
境界性人格障害やと
思ってていいから
んじゃ、躁うつは？
躁うつ病はどうなん？
躁うつも
持ってるよ。
ここでとりあえず
境界性人格障害と
躁うつ病が
併存していることを
認めてくれました。
…そうっすよね
へっ
見捨てたりせーへんから
これからも
診察きてなー。
カウンセラーも
いらんから。
僕が診るから。
カッカウンセラー
とかは？
ありがとーございました
へロ へロ へロ へロ〜…
そんなこんなで私が考えてる展開にはならず
話し合い無事終了、一気に拍子抜け。

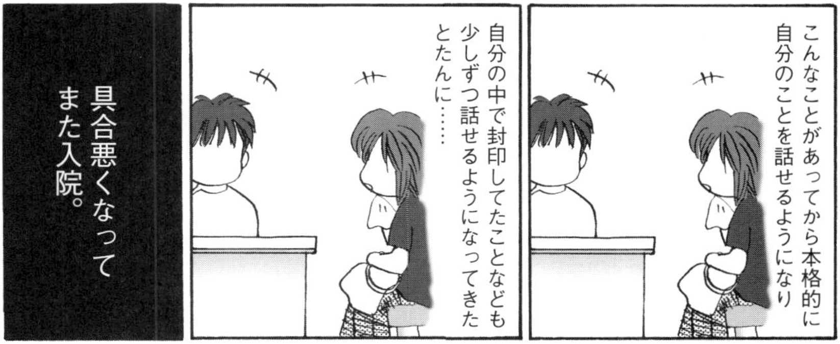
こんなことがあってから本格的に
自分のことを話せるようになり
自分の中で封印してたことなども
少しずつ話せるようになってきた
とたんに……
具合悪くなって
また入院。

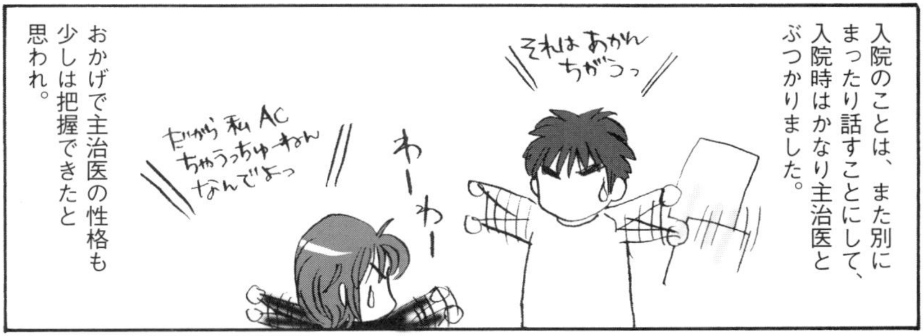
入院のことは、また別に
まったり話すことにして、
入院時はかなり主治医と
ぶつかりました。
それはあかん
ちがうっ
わーわー
だから私AC
ちゃうっちゅーねん
なんでよっ
おかげで主治医の性格も
少しは把握できたと
思われ。

後々考えれば「もう大丈夫」で分離不安が出て、見捨てられる前に
自ら見捨ててやるんだ行動に出てしまい、信頼度が 180 度変わってしまい、
臨床心理士を巻き込んで大騒ぎした気もするし、境界性人格障害丸出し行動だったと
思います。これを無意識にやってしまったことが、自分自身恐ろしくなりました。

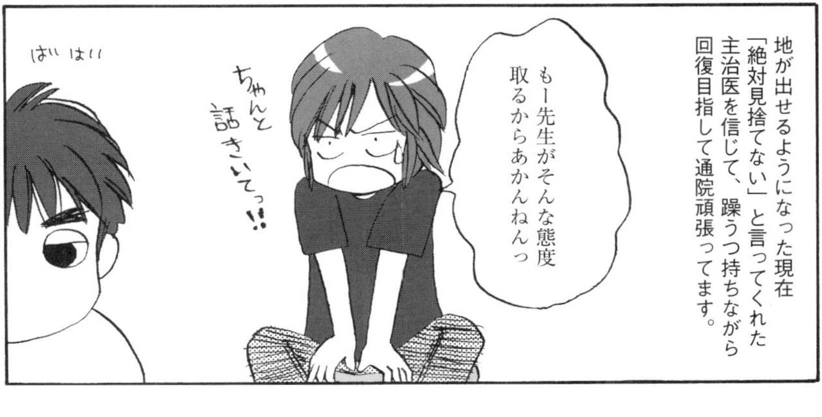
地が出せるようになった現在
「絶対見捨てない」と言ってくれた
主治医を信じて、躁うつ持ちながら
回復目指して通院頑張ってます。
もー先生がそんな態度
取るからあかんねんっ
ちゃんと
話きいてっ!!
はいはい!!

四コママンガ

その1

医療関係者さんと私

先生と私（BPD編）

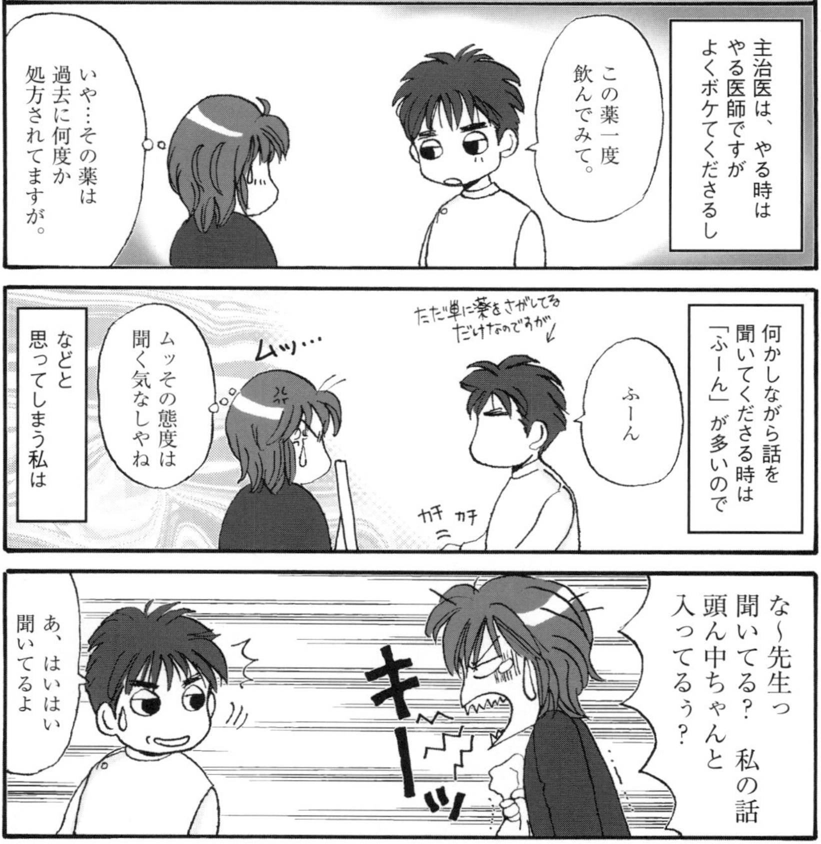
主治医は、やる時はやる医師ですがよくボケてくださるし
この薬一度飲んでみて。
いや…その薬は過去に何度か処方されてますが。
何かしながら話を聞いてくださる時は「ふーん」が多いので
ふーん
ただ単に薬をさがしてるだけなのですが
カチ カチ
ムッ…
ムッその態度は聞く気なしやね
などと思ってしまう私は
な～先生っ聞いてる？ 私の話頭ん中ちゃんと入ってるぅ？
キーーッ
あ、はいはい聞いてるよ
大事な話をする時はもう必死のパッチ*状態です。
…ならいいです
はあ はあ
でも たぶん あんまし きいてないと思う
うん
カルテ

＊必死のパッチ状態…関西の言葉で、全力を尽くし、一生懸命であるという意味。

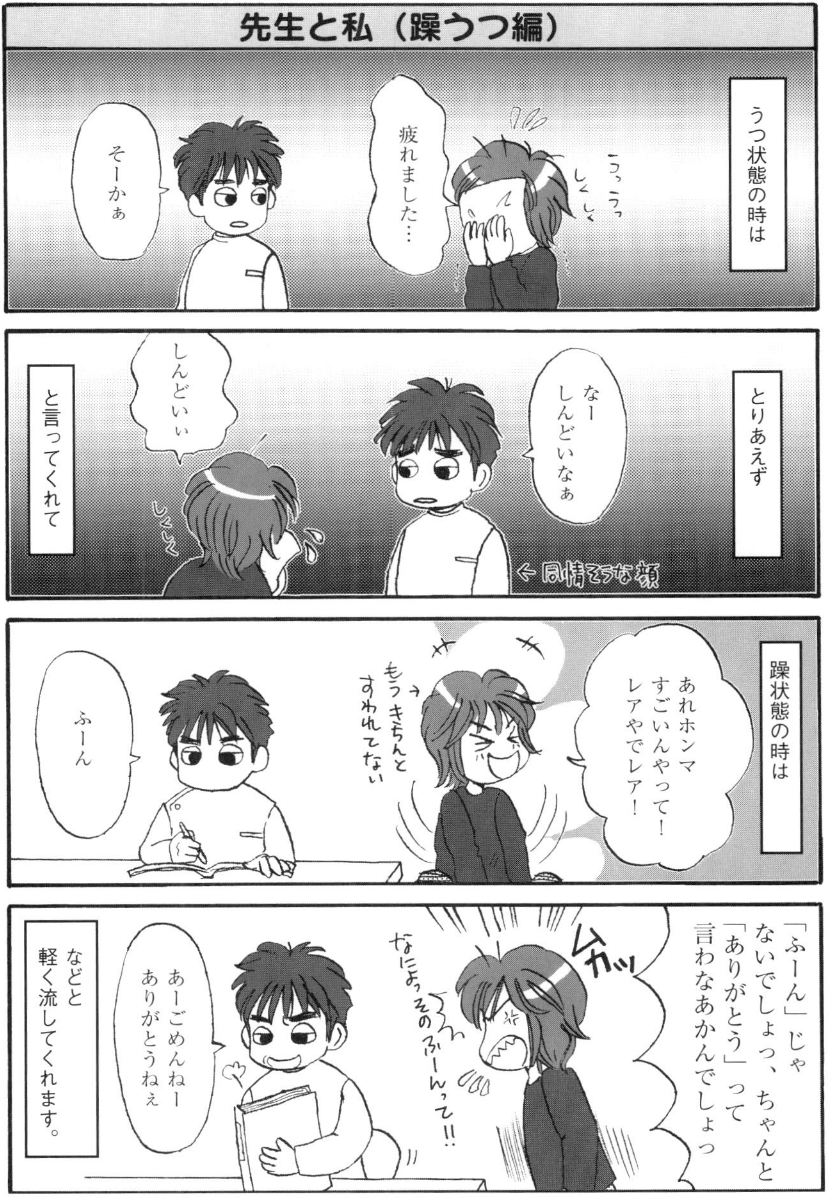
先生と私（躁うつ編）
うつ状態の時は
うっうっ しくしく
疲れました…
そーかぁ
とりあえず
なー しんどいなぁ
← 同情そうな顔
しんどいぃ
しくしく
と言ってくれて
躁状態の時は
あれホンマ すごいんやって！ レアやでレア！
もうきちんとすわれてない
ふーん
「ふーん」じゃないでしょっ、ちゃんと「ありがとう」って言わなあかんでしょっ
ムカッ
なによっそのふーんって!!
あーごめんねー ありがとうねぇ
などと軽く流してくれます。

先生と私（BPD治療編）

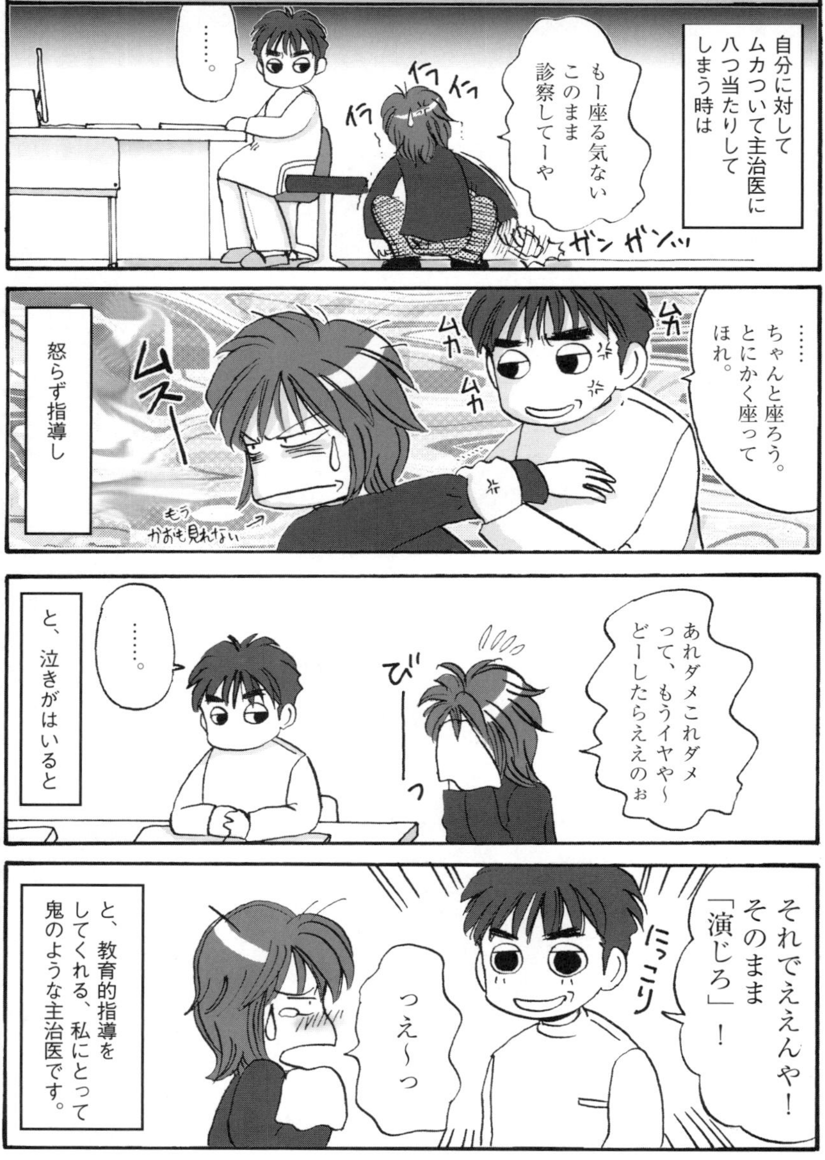
自分に対して
ムカついて主治医に
八つ当たりしてしまう時は
もー座る気ない
このまま
診察してーや
イラ
イラ
イラ
ガン ガンッッ
……。
……
ちゃんと座ろう。
とにかく座って
ほれ。
ムカ
ムカ
ムカ
ムスー
怒らず指導し
もう
かおも見れない
あれダメこれダメ
って、もうイヤや～
どーしたらええのぉ
びーーっ
……。
と、泣きがはいると
それでええんや！
そのまま
「演じろ」！
ニッコリ
つえ～っ
と、教育的指導を
してくれる、私にとって
鬼のような主治医です。

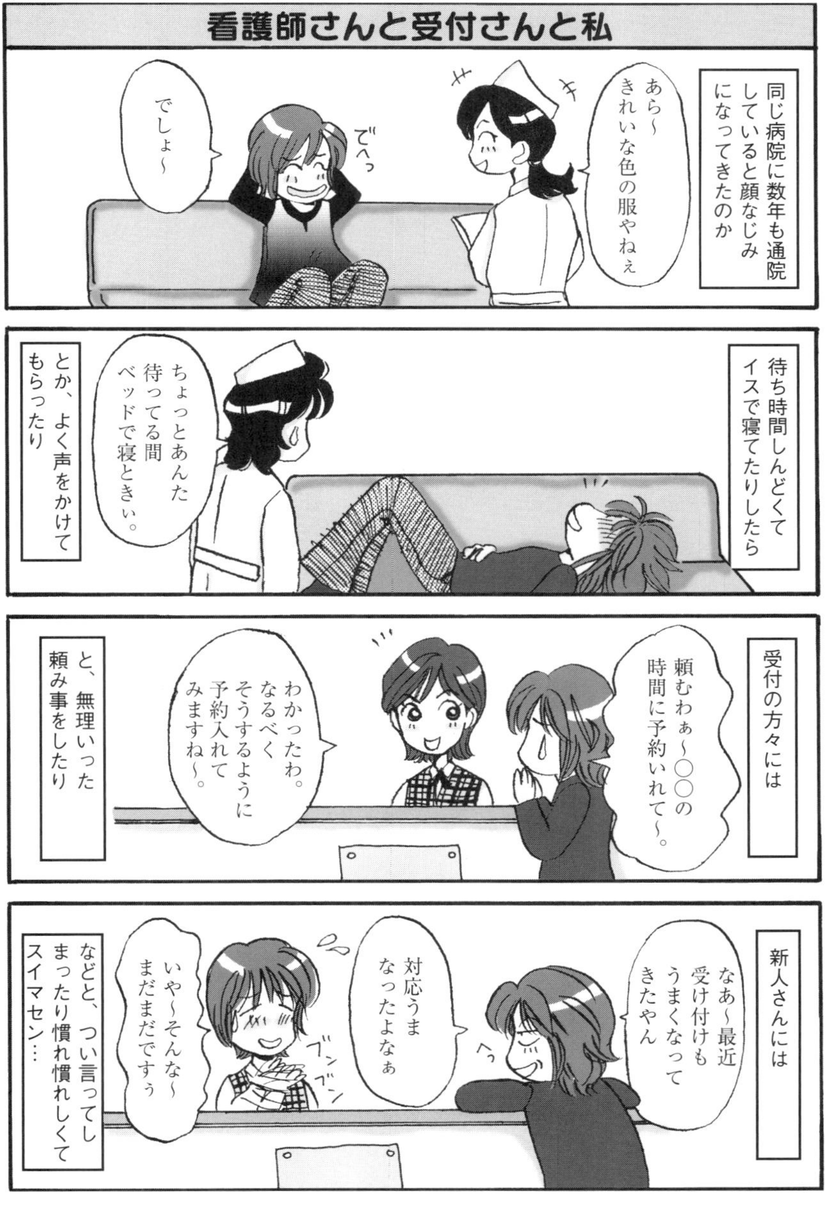
看護師さんと受付さんと私
同じ病院に数年も通院していると顔なじみになってきたのか
あら〜きれいな色の服やねぇ
でへっ
でしょ〜
待ち時間しんどくてイスで寝てたりしたら
ちょっとあんた待ってる間ベッドで寝ときぃ。
とか、よく声をかけてもらったり
受付の方々には
頼むわぁ〜○○の時間に予約いれて〜。
わかったわ。なるべくそうするように予約入れてみますね〜。
と、無理いった頼み事をしたり
新人さんには
なあ〜最近受け付けもうまくなってきたやん
へっ
対応うまなったよなぁ
ブンブン
いや〜そんな〜まだまだですぅ
などと、つい言ってしまったり慣れ慣れしくてスイマセン…

薬剤師さんと私 その1

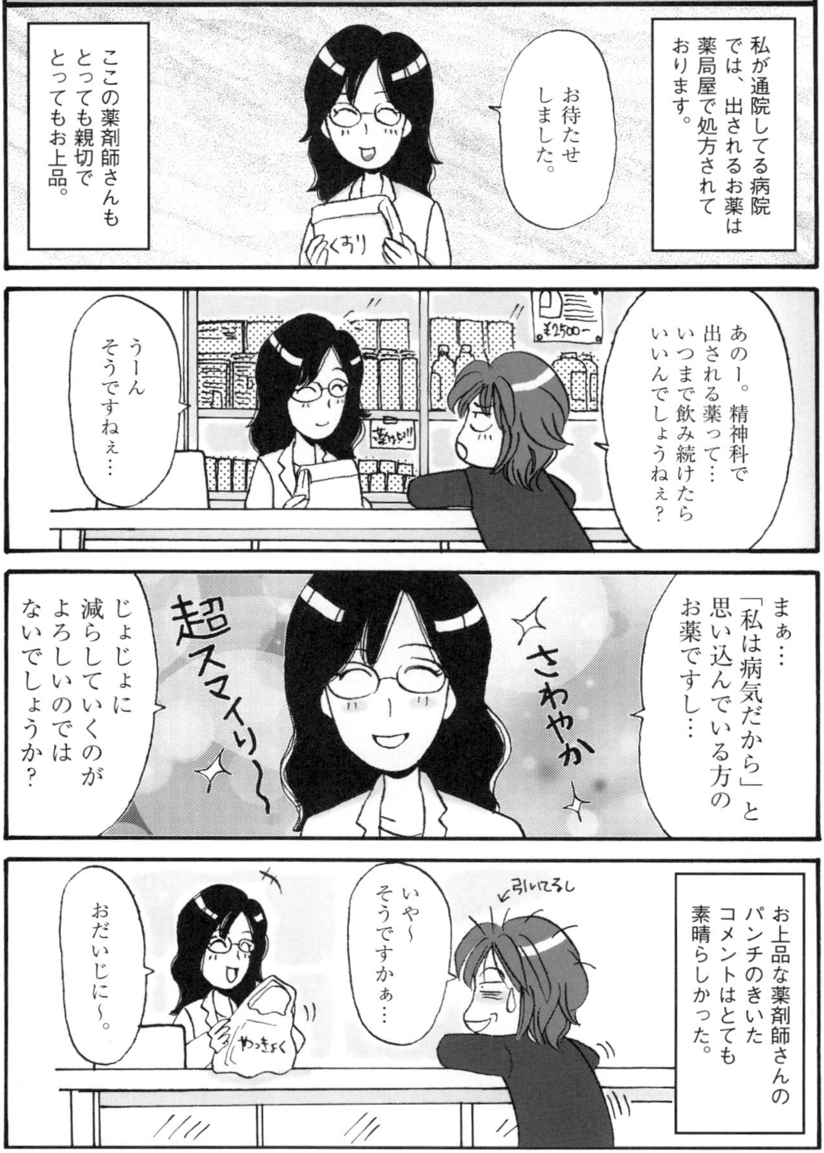
私が通院してる病院では、出されるお薬は薬局屋で処方されております。
お待たせしました。
くすり
ここの薬剤師さんもとっても親切でとってもお上品。
¥2500ー
あのー。精神科で出される薬って…いつまで飲み続けたらいいんでしょうねぇ？
うーん そうですねぇ…
まぁ…「私は病気だから」と思い込んでいる方のお薬ですし…
さわやか
超スマイリ〜
じょじょに減らしていくのがよろしいのではないでしょうか？
お上品な薬剤師さんのパンチのきいたコメントはとても素晴らしかった。
引いてるし
いや〜 そうですかぁ…
やっきょく
おだいじに〜。

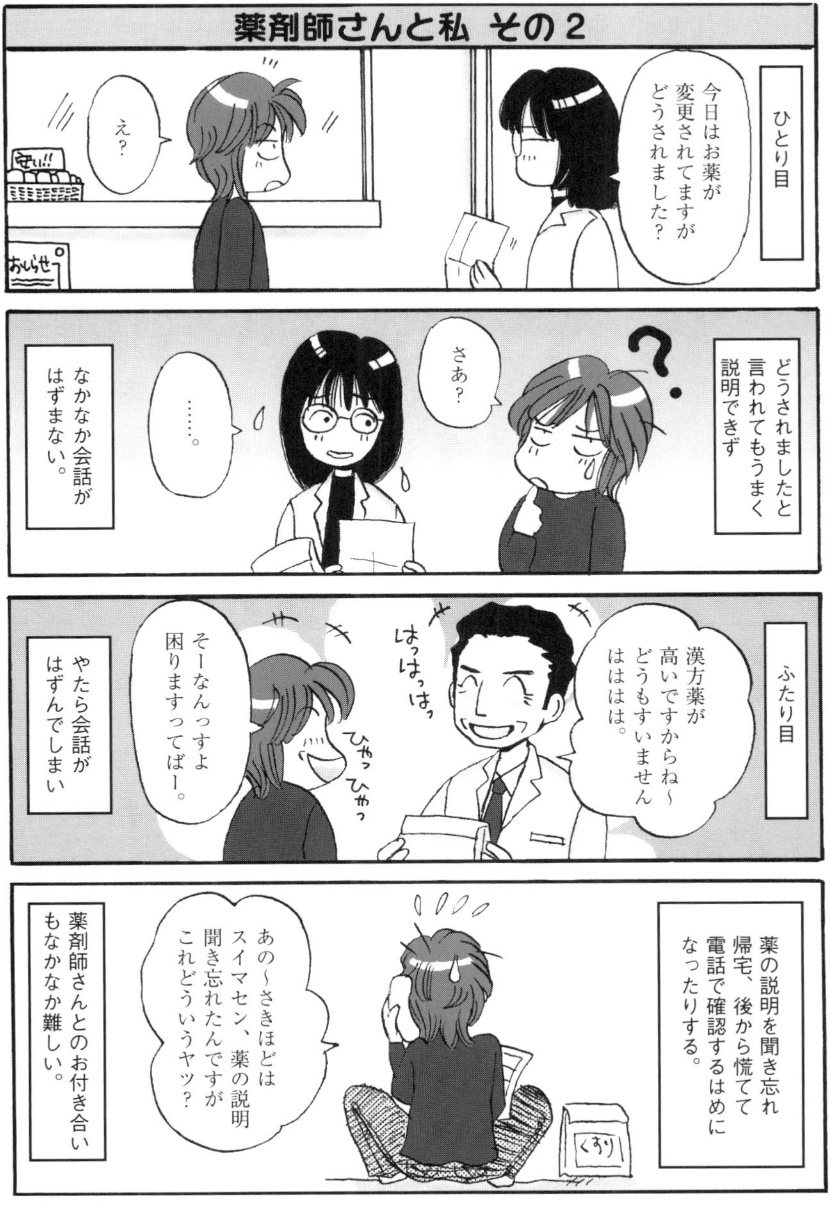
薬剤師さんと私　その２
ひとり目
今日はお薬が変更されてますがどうされました?
え?
どうされましたと言われてもうまく説明できず
さあ?
……。
なかなか会話がはずまない。
ふたり目
漢方薬が高いですからね～どうもすいませんははは。
はっはっはっ
そーなんっすよ困りますってばー。
ひゃっひゃっ
やたら会話がはずんでしまい
薬の説明を聞き忘れ帰宅、後から慌てて電話で確認するはめになったりする。
あの～さきほどはスイマセン、薬の説明聞き忘れたんですがこれどういうヤツ?
くすり
薬剤師さんとのお付き合いもなかなか難しい。

私《わたし》的脳内思考を描くとこうなります

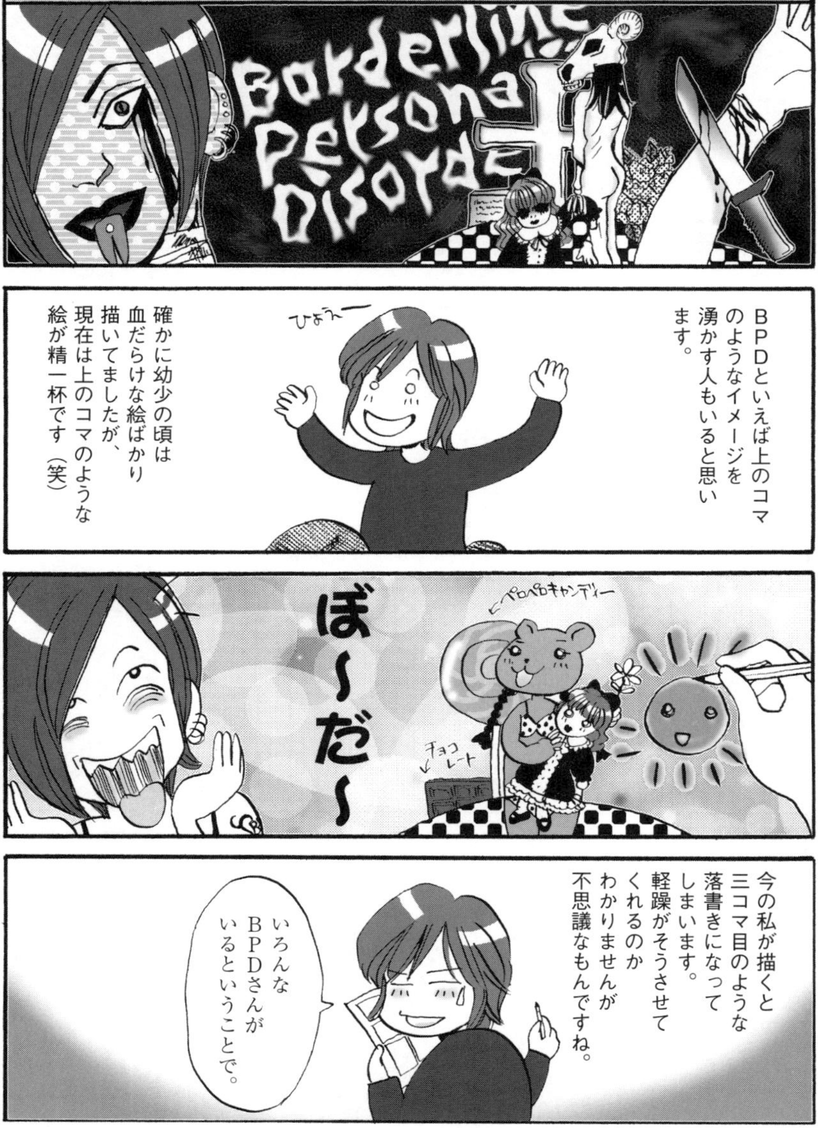
Borderline
Persona
Disord
BPDといえば上のコマのようなイメージを湧かす人もいると思います。
ひょえ〜
確かに幼少の頃は血だらけな絵ばかり描いてましたが、現在は上のコマのような絵が精一杯です（笑）
←ペロペロキャンディー
ぼ〜だ〜
チョコレート
今の私が描くと三コマ目のような落書きになってしまいます。軽躁がそうさせてくれるのかわかりませんが不思議なもんですね。
いろんなBPDさんがいるということで。

第2章　境界性人格障害について

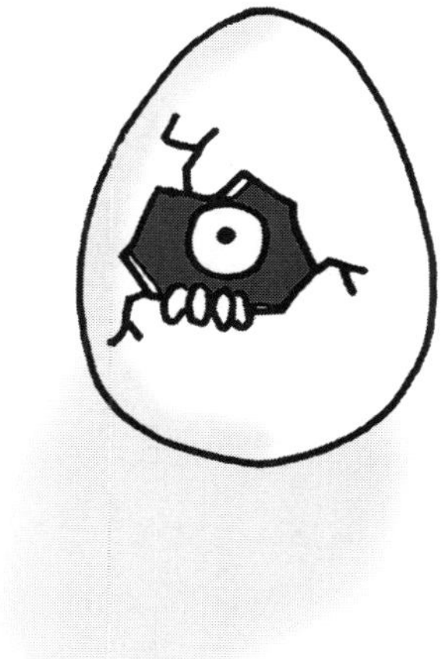

◎境界性人格障害（ＢＰＤ）簡単講座◎

境界性人格障害（ＢＰＤ＝ボーダーライン・パーソナリティー・ディスオーダー）。これは「境界性パーソナリティー障害」とも言うようです。「人格障害」は失礼でしょ！なことで、パーソナリティーとも言われるみたいです。元は、神経症と精神病の間にいる（境界にいる）状態ですって感じですかね？

境界性人格障害はアダルトチルドレン業界（こちらは病気ではないです）と似たような部分はあると思いますが、私《わたし》的に、やはり少し違うと思ってます。

私のＢＰＤパターンですが、すさまじい分離不安（見捨てられ不安）と、二者間での異常な執着心と分離不安から来る、衝動性、攻撃性をおもくそ抱えてます。並大抵な分離不安ではありません。すいませんもう謝っときます、ホント異常なほどなんです（これを治すため只今治療中です）。

ＢＰＤは医師やカウンセラーだけの力では回復できません。私自身、まだまだ四苦八苦もがきながらの治療状態ですので偉そうに言える立場ではないですが、「医師やカウンセラーに治してもらおう」って一方的な考えだけじゃダメだと思う。当事者自身の回復しようとする意志がなければ良くはならないと、やっぱり思います。

ＢＰＤ最大の問題点は「分離不安（見捨てられ不安、裏切られる不安）」「白か黒な思考」が認知の歪《ゆが》み（偏った考え）や、自傷行為とかにつながる衝動的行動の基礎になっていることだと思います。なので、あなたに「分離不安」があって、それは一体どこから来てるのか、そしてその「分離不安」は「白か黒な思考」から来ているということを、自ら気づいて受け入れるのが治療の第一歩だと思ってます。そういう感じでゆっくり改善していくんじゃないのかなぁと思ってます。と言いつつも、長年にわたってやってきた行動パターン、なかなか改善されないのも現実なんですが（汗）。

ＢＰＤじゃないか？と疑いを持ってる人、精神科医からＢＰＤと診断されても一度も臨床心理士のカウンセリングを受けたことがない人は、機会があれば臨床心理士によるカウンセリングを受けてみるのもおすすめです。話を進めるうち、「これが見捨てられ不安（分離不安）なのか！」と、突然悟ったりする時があるからです。（経験者談。笑）

「人格障害」には境界性人格障害のほか、自己愛性人格障害、演技性人格障害、回避性人格障害、妄想性人格障害、反社会性人格障害などあるよーで、反社会性人格障害はまた

「サイコパス」とも言われて、猟奇事件など起こしがちみたいです。なので、いろんな人格障害があって、ゴチャゴチャしてるので、社会的に誤解される部分や偏見もまだまだまだまだ大変あると思います（躁うつ病よりあると思います）。心理検査や精神分析も必要だと思うし、医療関係者の間でもこの診断名をつけることに賛否あって、この診断名では障害年金の書類など、通らないこともあるそーです。安易に診断できるもんでもないと思ってます。なので自称ボーダーライン（自称ＢＰＤ）とか自己判断も危険です。そして診断される側は、将来的にみて受け入れるのに、かなり覚悟のいる病名だと思います。

補足

自己愛性人格障害にもちょっと触れてみます。

自己愛性人格障害は、境界性人格障害とよくセットになって持ってる方多いですね。特に若い方はまだ安定した自我同一性（アイデンティティー）が持てないせいか「境界性人格障害」より「自己愛性人格障害」が目立っていたりする印象を持ちました。たしかに私も十代の頃は「今に見てろ皆見返してやる」などと意味不明に思い込んでいたので、きっと歪んだ自己愛を持っていたと思います。これは絵の仕事をしだしてから、世間に揉《も》まれまくり（もうボツボツボツボロクソの世界）「自分なんて全然たいしたことないやん」と気づくことができ、おかげで今はなくなりました。とゆーか現在、自己愛どころか退行してからなかなかまだ先に進んでないので、新たに自我を育てることに必死状態、自己愛がどーとか以前の問題で、それどころではありません。どちらかといえば近頃は、世間が恐ろしく「回避性」がひどくなっている気がいたします。

人間は、ある程度「自己愛」は持たなければやっていけないと思います。でも必要なのは「健全な自己愛」なわけで「歪んだ自己愛」たしかにこれも人生成功するにはある程度必要かもしれませんが、そんな鬼才（奇才）な人間なんて数知れてます。なので「歪んだ自己愛」は、最終的に自滅（破滅）すると私《わたし》的に思ってます。

自分の弱くて惨めな部分を直視して認めることは、とてもつらいことです。自己愛性も持ってる人の中でも「弱くて惨めな自分」に、ある程度密かに気づいている人もいるはずです。でもそれに目を背けて、自分の世界の中だけで「すごい自分」と現実逃避しているだけでは、この病状はなにも回復できません。でもきっと大丈夫、苦しい作業だとは思いますがイヤな部分を認めることで、狭い視野が広がり、少しずつ生きやすい環境になってきたりもして、「健全な自己愛」が目覚めてきたりするものです。

まずは「自分は自分は」と自分ばかり主張するんじゃなく、我慢して他人の話にもしっかり耳を傾けてみること、聞くことではないでしょうか。それと相手の意見や反論も素直に受け入れてみること。受け入れるということは自己愛の強い人にとっては、ストレートに顔面殴られるようなもんですので、心がズタズタになってしまうし傷つきもしますが、この作業は自己愛からの脱出の方法だと思います。こんなことを繰り返していくうち、尖った角も取れてきたりするかもしれません。私を含め、健全な自己愛を身につけて自分にプライドを持てるようになれればいいですね。

以下に米国精神医学会によるDSM-Ⅳの診断基準を引用しますので、参考にしてください（米国精神医学会（高橋三郎、大野裕、染矢俊幸訳）『DSM-Ⅳ-TR　精神疾患の分類と診断の手引　新訂版』医学書院、二〇〇六年 より引用）。

●境界性パーソナリティ障害（Borderline Personality Disorder）

対人関係、自己像、感情の不安定および著しい衝動性の広範な様式で、成人期早期までに始まり、種々の状況で明らかになる。以下のうち五つ（またはそれ以上）によって示される。

（1）現実に、または想像の中で見捨てられることを避けようとするなりふりかまわない努力。
注：基準5で取り上げられる自殺行為または自傷行為は含めないこと。

（2）理想化とこき下ろしとの両極端を揺れ動くことによって特徴づけられる、不安定で激しい対人関係様式。

（3）同一性障害：著明で持続的な不安定な自己像または自己感。

（4）自己を傷つける可能性のある衝動性で、少なくとも二つの領域にわたるもの（例：浪費、性行為、物質乱用、無謀な運転、むちゃ食い）。
注：基準5で取り上げられる自殺行為または自傷行為は含めないこと。

（5）自殺の行動、そぶり、脅し、または自傷行為の繰り返し。

（6）顕著な気分反応性による感情不安定性（例：通常は二〜三時間持続し、二〜三日以上持続することはまれな、エピソード的に起こる強い不快気分、いらだたしさ、または不安）。

（7）慢性的な空虚感。

（8）不適切で激しい怒り、または怒りの制御の困難（例：しばしばかんしゃくを起こす、いつも怒っている、取っ組み合いの喧嘩を繰り返す）。

（9）一過性のストレス関連性の妄想様観念または重篤な解離性症状。

●自己愛性パーソナリティ障害（Narcissistic Personality Disorder）

誇大性（空想または行動における）、賞賛されたいという欲求、共感の欠如の広範な様式で、成人期早期までに始まり、種々の状況で明らかになる。以下のうち五つ（またはそれ以上）によって示される。

（1）自己の重要性に関する誇大な感覚（例：業績や才能を誇張する、十分な業績がないにもかかわらず優れていると認められることを期待する）。

（2）限りない成功、権力、才気、美しさ、あるいは理想的な愛の空想にとらわれている。

（3）自分が〝特別〟であり、独特であり、他の特別なまたは地位の高い人達に（または団体で）しか理解されない、または関係があるべきだ、と信じている。

（4）過剰な賞賛を求める。

（5）特権意識、つまり、特別有利な取り計らい、または自分の期待に自動的に従うことを理由なく期待する。

（6）対人関係で相手を不当に利用する、つまり、自分自身の目的を達成するために他人を利用する。

（7）共感の欠如：他人の気持ちおよび欲求を認識しようとしない、またはそれに気づこうとしない。

（8）しばしば他人に嫉妬する、または他人が自分に嫉妬していると思い込む。

（9）尊大で傲慢な行動、または態度。

境界性人格障害（BPD）治療法簡単説明

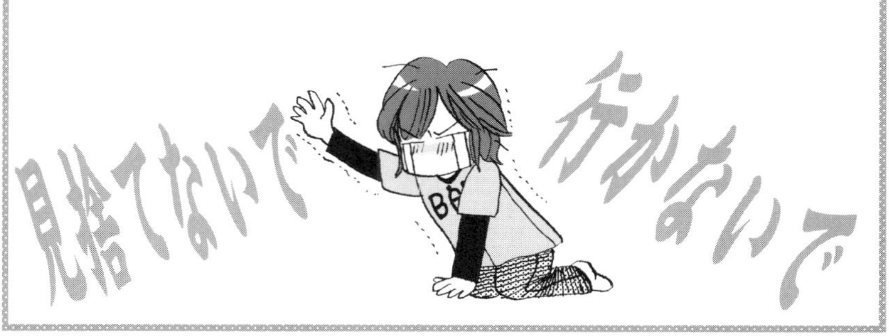
行かないで
見捨てないで
BPD

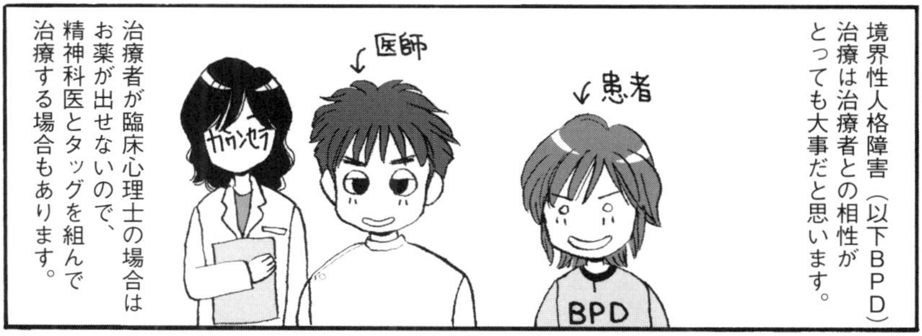
境界性人格障害（以下ＢＰＤ）
治療は治療者との相性が
とっても大事だと思います。
患者
BPD
医師
カウンセラ
治療者が臨床心理士の場合は
お薬が出せないので、
精神科医とタッグを組んで
治療する場合もあります。

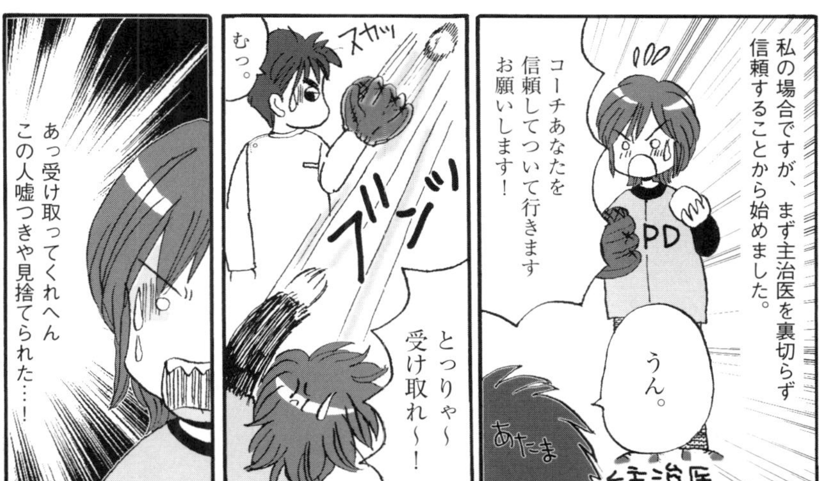
私の場合ですが、まず主治医を裏切らず
信頼することから始めました。
コーチあなたを
信頼してついて行きます
お願いします！
BPD
うん。
あたま
←主治医
ズサッ
むっ。
ブーン
とっりゃ～
受け取れ～～！
あっ受け取ってくれへん
この人嘘つきや見捨てられた・・・・！

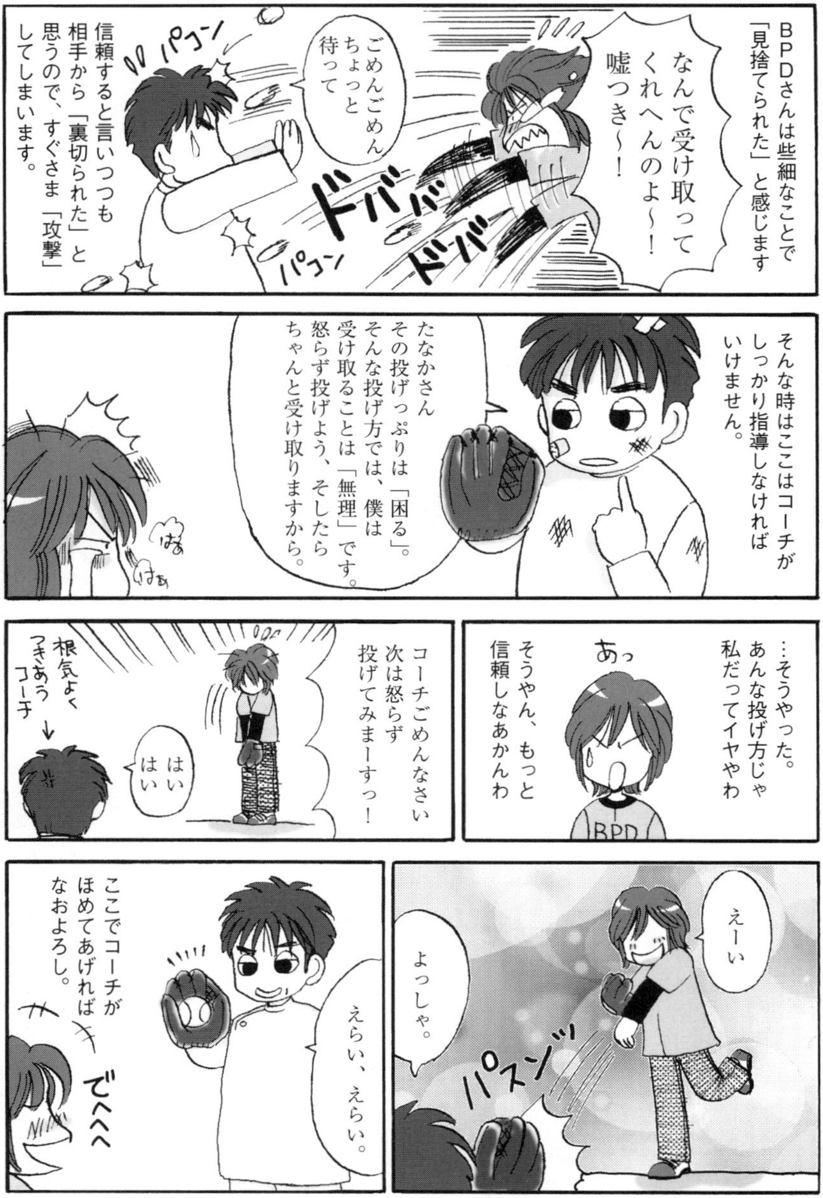
BPDさんは些細なことで「見捨てられた」と感じます
なんで受け取ってくれへんのよ～！嘘つき～！
ごめんごめんちょっと待って
パコーン
ドババ
ドバ
パコーン
信頼すると言いつつも相手から「裏切られた」と思うので、すぐさま「攻撃」してしまいます。
そんな時はここはコーチがしっかり指導しなければいけません。
たなかさん その投げっぷりは「困る」。そんな投げ方では、僕は受け取ることは「無理」です。怒らず投げよう、そしたらちゃんと受け取りますから。
はぁ
はぁ
…そうやった。あんな投げ方じゃ私だってイヤやわ
あっ
そうやん、もっと信頼しなあかんわ
BPD
コーチごめんなさい次は怒らず投げてみまーすっ！
はいはい
根気よくつきあうコーチ
えーい
よっしゃ。
パスン
ここでコーチがほめてあげればなおよろし。
えらい、えらい。
でへへへ

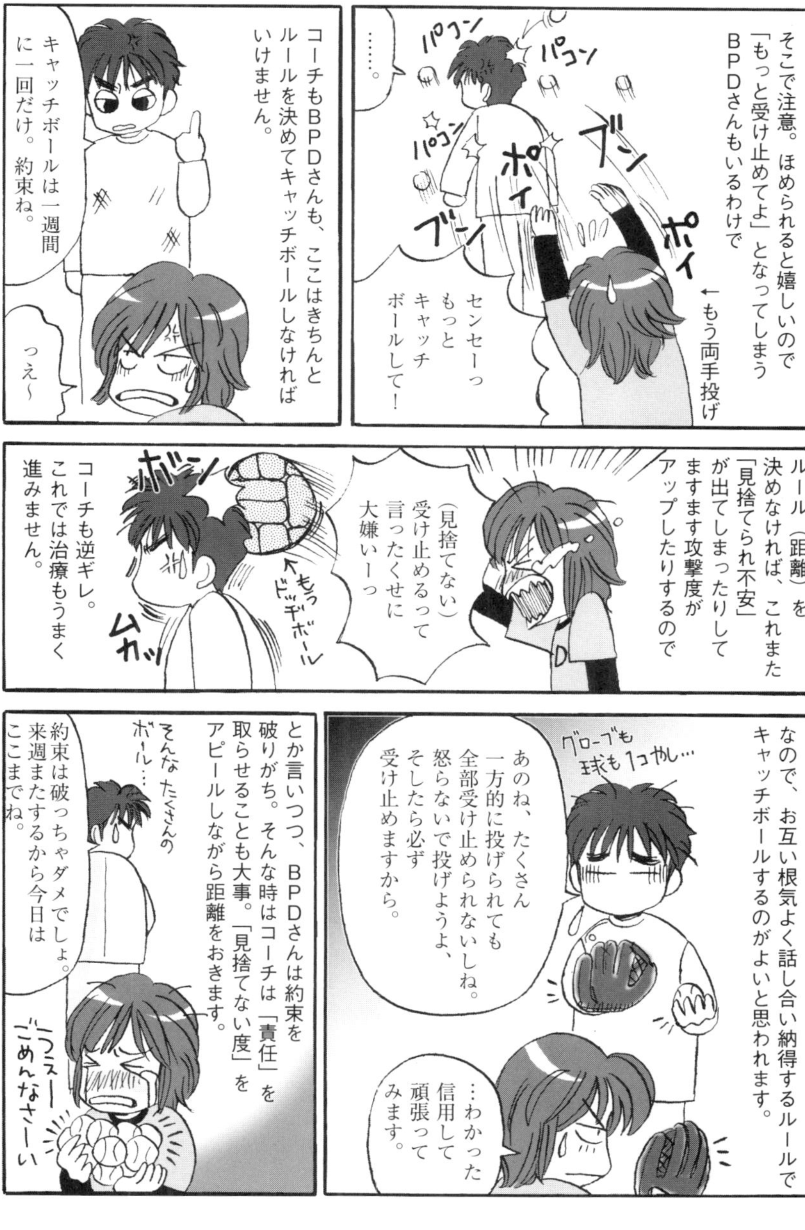
そこで注意。ほめられると嬉しいので「もっと受け止めてよ」となってしまうBPDさんもいるわけで
←もう両手投げ
ポイ
ブン
ポイ
ブン
パコン
パコン
パコン
センセーっ もっと キャッチ ボールして！
……。
コーチもBPDさんも、ここはきちんとルールを決めてキャッチボールしなければいけません。
キャッチボールは一週間に一回だけ。約束ね。
つえ〜
ルール（距離）を決めなければ、これまた「見捨てられ不安」が出てしまったりしてますます攻撃度がアップしたりするので
（見捨てない）受け止めるって言ったくせに大嫌いーっ
←もうドッヂボール
ボコン
ムカッ
コーチも逆ギレ。これでは治療もうまく進みません。
なので、お互い根気よく話し合い納得するルールでキャッチボールするのがよいと思われます。
グローブも球も1コずし…
あのね、たくさん一方的に投げられても全部受け止められないしね。怒らないで投げようよ、そしたら必ず受け止めますから。
…わかった 信用して 頑張って みます。
とか言いつつ、BPDさんは約束を破りがち。そんな時はコーチは「責任」を取らせることも大事。「見捨てない度」をアピールしながら距離をおきます。
そんなたくさんのボール…
約束は破っちゃダメでしょ。来週またするから今日はここまでね。
ゔえ〜ー ごめんなさーい

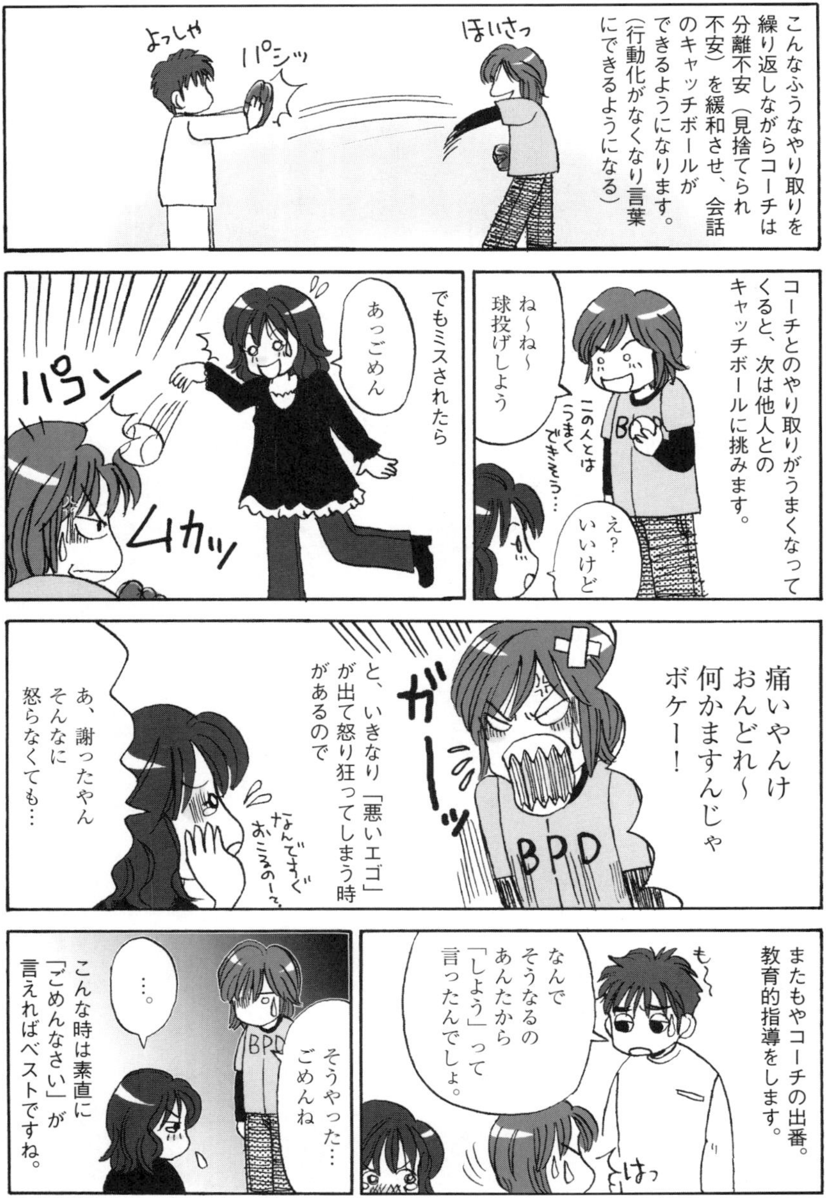
こんなふうなやり取りを繰り返しながらコーチは分離不安（見捨てられ不安）を緩和させ、会話のキャッチボールができるようになります。（行動化がなくなり言葉にできるようになる）
ほいさっ
パシッ
よっしゃ
コーチとのやり取りがうまくなってくると、次は他人とのキャッチボールに挑みます。
ね～ね～球投げしよう
この人とはうまくできそう…
え？いいけど
でもミスされたら
あっごめん
パコン
ムカッ
痛いやんけおんどれ～何かますんじゃボケー！
ガーッ
と、いきなり「悪いエゴ」が出て怒り狂ってしまう時があるので
なんですぐおこるの一っ
あ、謝ったやんそんなに怒らなくても…
またもやコーチの出番。教育的指導をします。
も～
なんでそうなるのあんたから「しよう」って言ったんでしょ。
はっ
…。
そうやった…ごめんね
こんな時は素直に「ごめんなさい」が言えればベストですね。

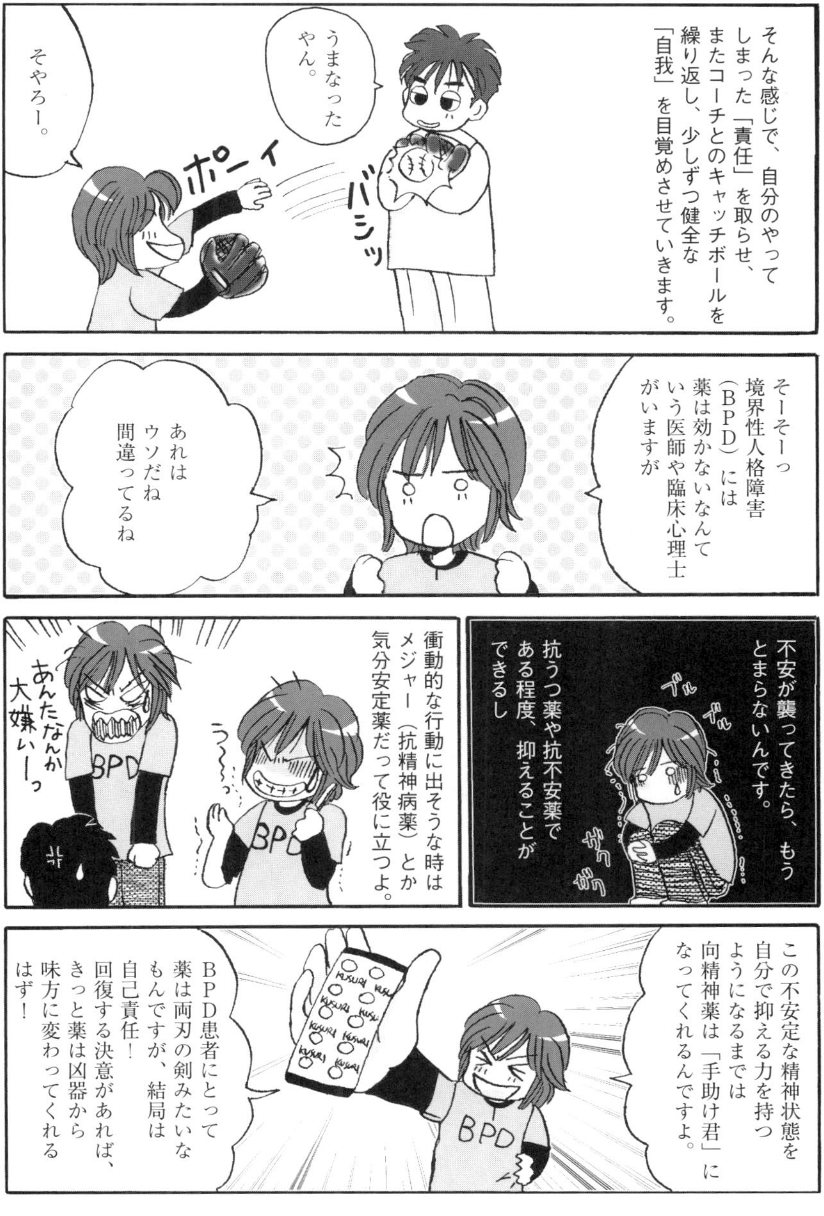
そんな感じで、自分のやってしまった「責任」を取らせ、またコーチとのキャッチボールを繰り返し、少しずつ健全な「自我」を目覚めさせていきます。
うまなったやん。
バシッ
ポーイ
そやろー。
そーそーっ境界性人格障害（BPD）には薬は効かないなんていう医師や臨床心理士がいますが
あれはウソだね間違ってるね
不安が襲ってきたら、もうとまらないんです。
抗うつ薬や抗不安薬である程度、抑えることができるし
ブル
ブル
ガク
ガク
衝動的な行動に出そうな時はメジャー（抗精神病薬）とか気分安定薬だって役に立つよ。
う〜〜っ
BPD
あんたなんか大嫌いーっ
BPD
この不安定な精神状態を自分で抑える力を持つようになるまでは向精神薬は「手助け君」になってくれるんですよ。
KUSURI
BPD
BPD患者にとって薬は両刃の剣みたいなもんですが、結局は自己責任！回復する決意があれば、きっと薬は凶器から味方に変わってくれるはず！

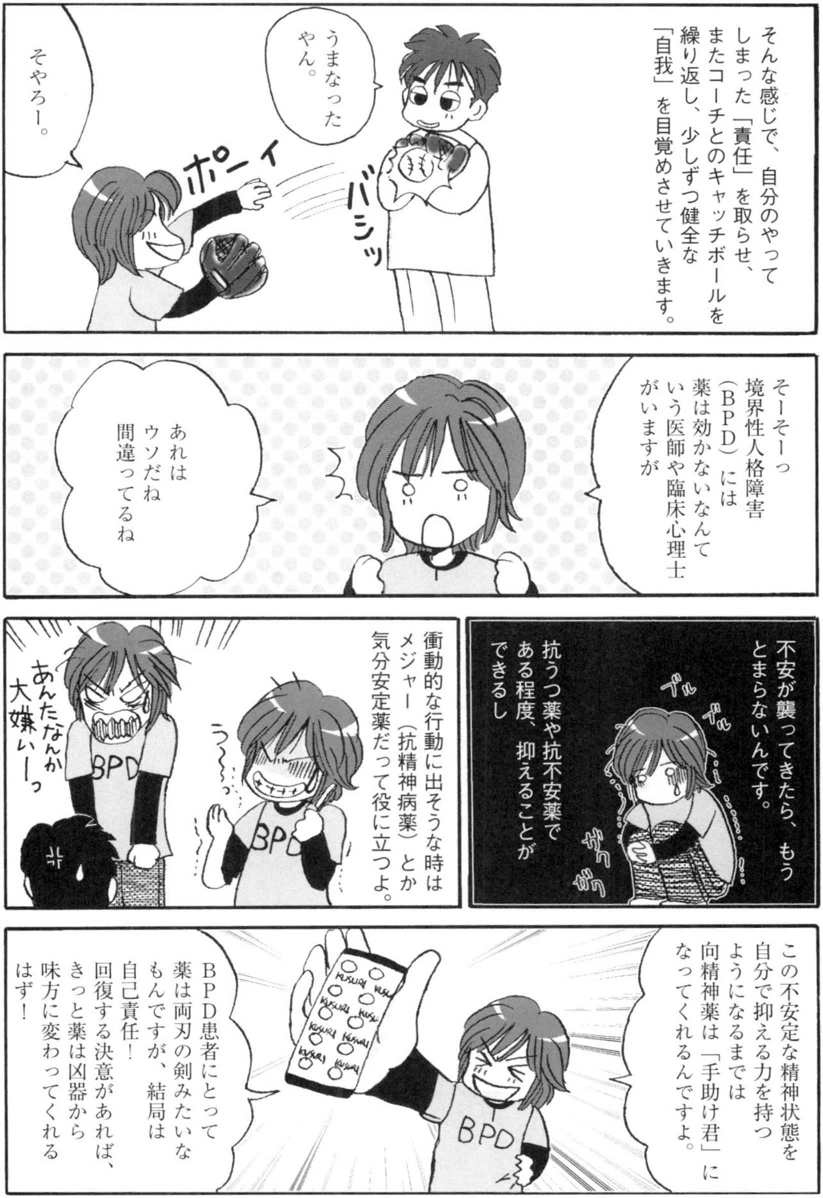

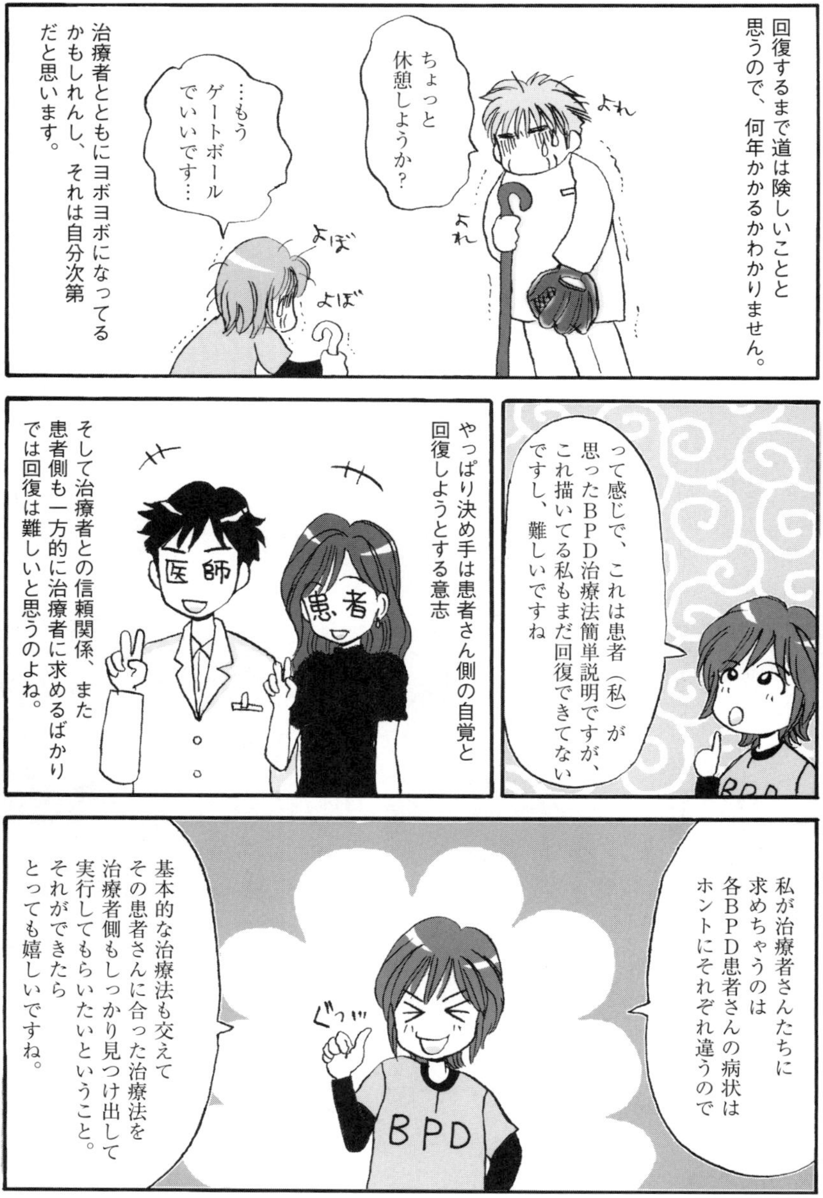
回復するまで道は険しいことと思うので、何年かかるかわかりません。
よれ
よれ
ちょっと休憩しようか？
…もうゲートボールでいいです…
よぼ
よぼ
治療者とともにヨボヨボになってるかもしれんし、それは自分次第だと思います。
って感じで、これは患者（私）が思ったＢＰＤ治療法簡単説明ですが、これ描いてる私もまだ回復できてないですし、難しいですね
やっぱり決め手は患者さん側の自覚と回復しようとする意志
医師
患者
そして治療者との信頼関係、また患者側も一方的に治療者に求めるばかりでは回復は難しいと思うのよね。
私が治療者さんたちに求めちゃうのは各ＢＰＤ患者さんの病状はホントにそれぞれ違うので
基本的な治療法も交えてその患者さんに合った治療法を治療者側もしっかり見つけ出して実行してもらいたいということ。それができたらとっても嬉しいですね。
ぐっ!!
BPD

新刊・近刊のご案内

2013年4月

星和書店

最新刊！

向精神薬の薬物動態学

―基礎から臨床まで―

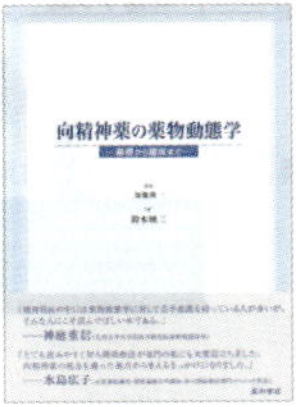

〈監修〉加藤隆一　〈著〉鈴木映二　ISBN 978-4-7911-0837-4

B5判　並製　256頁　定価3,990円（本体3,800円）

多剤併用療法が問題となっている現代、
薬物動態学的配慮は必須である。
しかし向精神薬を中心に据えた薬物動態学に関する
解説書は、訳書をのぞき皆無であった。

本書は、向精神薬の薬物動態をその基礎から臨床場面における実態・問題点まで実例を挙げて解説したものである。一般身体科治療薬との相互作用や、患者の年齢・性別・疾患・食習慣等の影響について詳述している。使用頻度の高い向精神薬のデータをまとめ、薬物動態学的に重要なパラメーターをカテゴリー別に薬のランキングをし、実践的に使えるテキストとなっている。

私の場合の境界性人格障害（BPD）治療法

境界性人格障害（以下BPD）の治療法は各医師、患者それぞれだそーで、自分の場合は、入院時に、私の依存癖を一本化させて（自然とそうなりました）主治医側がそれを受け止めた形で、精神療法をやってたんですが、そーするといつの間にか自然と分離不安も少しずつなくなってきて（信頼感が出てきて、裏切ったらダメという気持ちも出てくる）気がつけば、トラウマ治療も同時進行しており、今考えると結構豪快な精神療法です。

そして、今までは優しいだけの主治医だったんですが、実は「喜怒哀楽結構激しいかも主治医」だということもわかりました（笑）。でもそこんとこはプロなので、私に対して絶対「怒ってる」という言葉は使わなくて「困る」という言葉に置き換えて使い分けてました。でもストレートに言うと「悪いことしたら怒るぞ」とゆー具合です。顔が物語ってます。主治医に怒られると、私は怖いし嫌われたくないので逆ギレしてしまう時もありましたが、とにかく「裏切らない信頼する言うこと聞く怒らない」と誓った私。なので、すねながらも耳を傾けて、指導してもらいました（でもまだよく怒ってますね…。汗）。

自傷した時や、人とモメない、これはもう二度としないと約束したのに、破ったことがあった時は、自傷の場合は怒られませんでしたが（軽くスルー）、他人とモメて、自分に原因があったのに他人のせいにしたりした場合は、教育的指導を受けておりまして、その時は本気で顔が怒ってたような気がします。

なんやかんやで、「あ、自分悪いことしたな」と思えたら、素直に「ごめんなさい、すいませんでした」が言えるようにもなりました。

でも私《わたし》的に筋が通らないこと言われたら、そん時はムッとくるので、でもそこは怒らないように、真剣に気持ちを伝えるようにします（でも無理な時は無理だったりするので、あくまでもできる限りです）。そうすると主治医の方もしっかり聞いてくれます。でもどうしてもブレーキがきかなくて、怒ってる時は顔に出てしまうので、「怒ってるみたいやなぁ」という具合でツッコまれます。そー言われると「あっ！　あらホントヤだわぁ」と気づくのです。で、なぜ怒ってしまったのか、腹に閉じこめず頑張って理由を話す、という具合です。くだらない理由でも、とにかく伝えることにしています。

只今、人生すべてに「演じなさい」指導を受けております。そうすることで、演じることが地になって、環境に慣れていくのではないか指導。分離不安が出た時は「だから見捨てませんってば」と念を押してくださいます。そんな感じです。しかし、わたくし躁うつも持っておりますし、対人恐怖症、軽度な醜形恐怖も持ってますし、いつも顔隠すタオルが欠かせない診察で、この教育的指導はなかなかハードだったりします（笑）。

私が思うにＢＰＤ治療法は、本やネットなどに出回っている「一般的基礎治療法」や「各医師それぞれの治療法」はもちろん欠かせないと思いますが、それだけではあまりに淡々としていて、治療するうえで一番重要な部分「分離不安（見捨てられ不安）」を緩和させることは、ＢＰＤ患者相手には難しいと思います。流れ作業な治療法でなく、治療者側の熱意と愛情と根気が絶対必要だと思います。そうしなければ固執的なＢＰＤ患者には伝わりません。それから治療者側の態度もつねに堂々としていなければいけないと思います。なぜならＢＰＤ患者は声色や顔色で相手の心理状態を見抜くことができるので、治療者がオロオロするようでは、ＢＰＤ患者側も混乱したり、分離不安が出てきたりします。

そして、ＢＰＤ患者側も、自ら回復しようとする意志と決意がなければ、治療どころか話にもなりません。この医師やカウンセラーについていく！と決断したら、ルールを決めて、とことん医師を信頼してみること、裏切らないこと。もしすれ違いがあったとしても、そこはしっかり話し合い、解決していくこと（ここで治療者側は逃げてはいけません。

笑）。これもとっても大事だと思います。ここんとこを基礎にしなければ、「見捨てた見捨てられた」の繰り返しだと思います。

ＢＰＤは「対人」に病理がありますので、治療者（対人）との相性が鍵を握るところでもあります。なのでどうしてもダメだったら、それはそれで自分に合う医師を探せばいいのです。って簡単に言ってますが、これはすごく難しいことなんですけどね。でも回復しようとする意志があれば、いつかは自分に相性の合う医師に必ず巡り会うと思い信じましょう！　そんなことを繰り返していくうち、気がつけば自然治癒してたりする場合もあるかもしれませんし。

そして治療者側ばかりに頼らず、自ら間違いに気づいて改善していく作業もとっても重要です。なんて思ってます。

四コママンガ

その２

私が出会ったBPDさん達

※注意。
ここに登場する人物は
BPDと診断されている
方々ですがプライバシーに配慮して、
個人が特定できないように
描かせていただいております。

自己愛がキツめなBPDさん その1

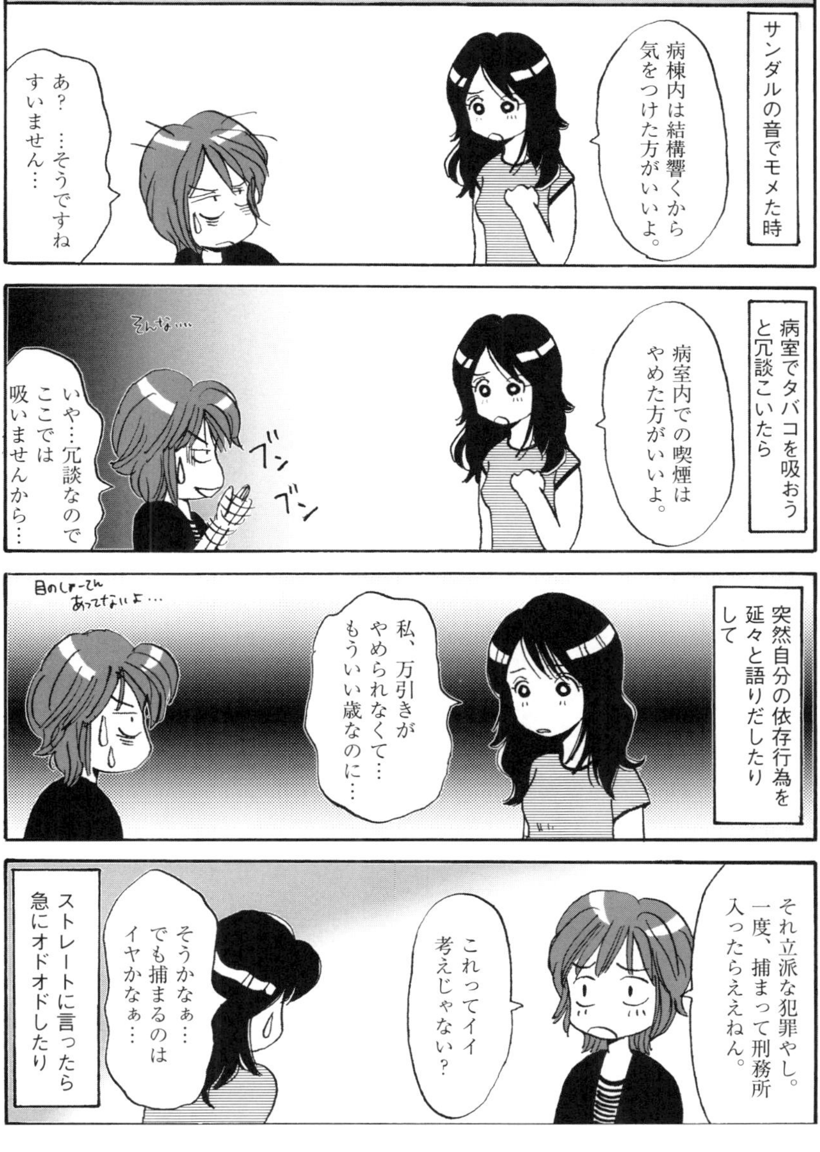
サンダルの音でモメた時
病棟内は結構響くから気をつけた方がいいよ。
あ？ …そうですね すいません…
病室でタバコを吸おうと冗談こいたら
病室内での喫煙はやめた方がいいよ。
ブンブン
そんな…
いや…冗談なので ここでは吸いませんから…
突然自分の依存行為を延々と語りだしたりして
私、万引きがやめられなくて…もういい歳なのに…
目のしょーてん あってないよ…
それ立派な犯罪やし。一度、捕まって刑務所入ったらええねん。
これってイイ考えじゃない？
そうかなぁ…でも捕まるのはイヤかなぁ…
ストレートに言ったら急にオドオドしたり

自己愛がキツめなBPDさん その2

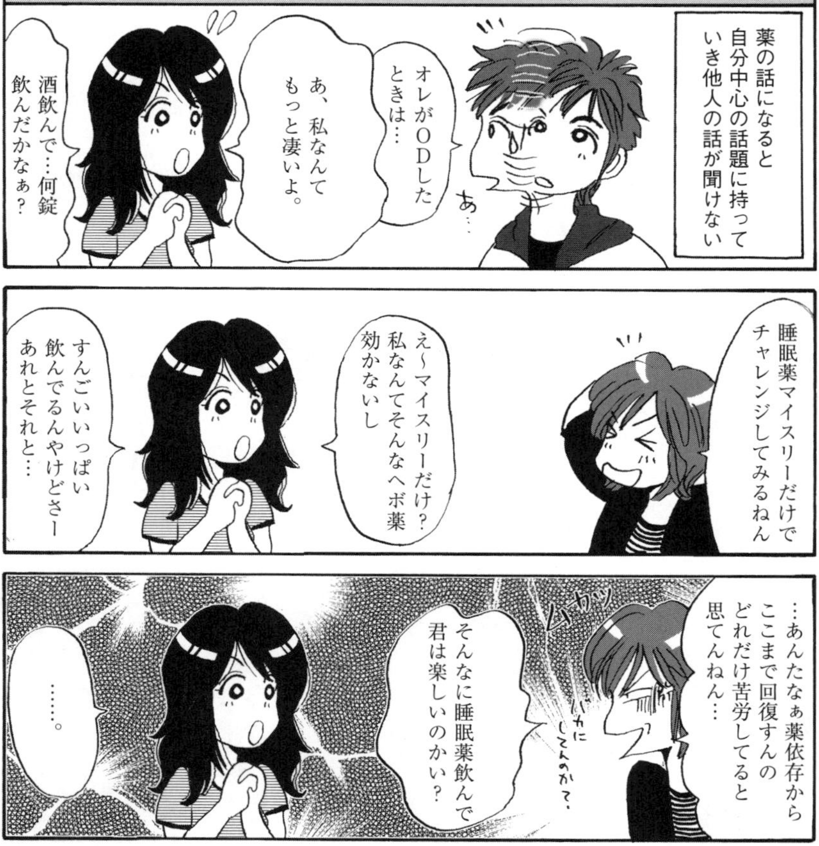
薬の話になると自分中心の話題に持っていき他人の話が聞けない
あ…
オレがODしたときは…
あ、私なんてもっと凄いよ。
酒飲んで…何錠飲んだかなぁ？
睡眠薬マイスリーだけでチャレンジしてみるねん
え〜マイスリーだけ？私なんてそんなヘボ薬効かないし
すんごいいっぱい飲んでるんやけどさーあれとそれと…
ムカッ
…あんたなぁ薬依存からここまで回復すんのどれだけ苦労してると思てんねん…
…バカにしてんのかて、
そんなに睡眠薬飲んで君は楽しいのかい？
……。
？？
そうやなぁ薬は減らしていかなあかんよね…
しゅん…
ガツンと言ったらまたおとなしくなるなんだかわからない女性でした。

もの静かなBPDさん

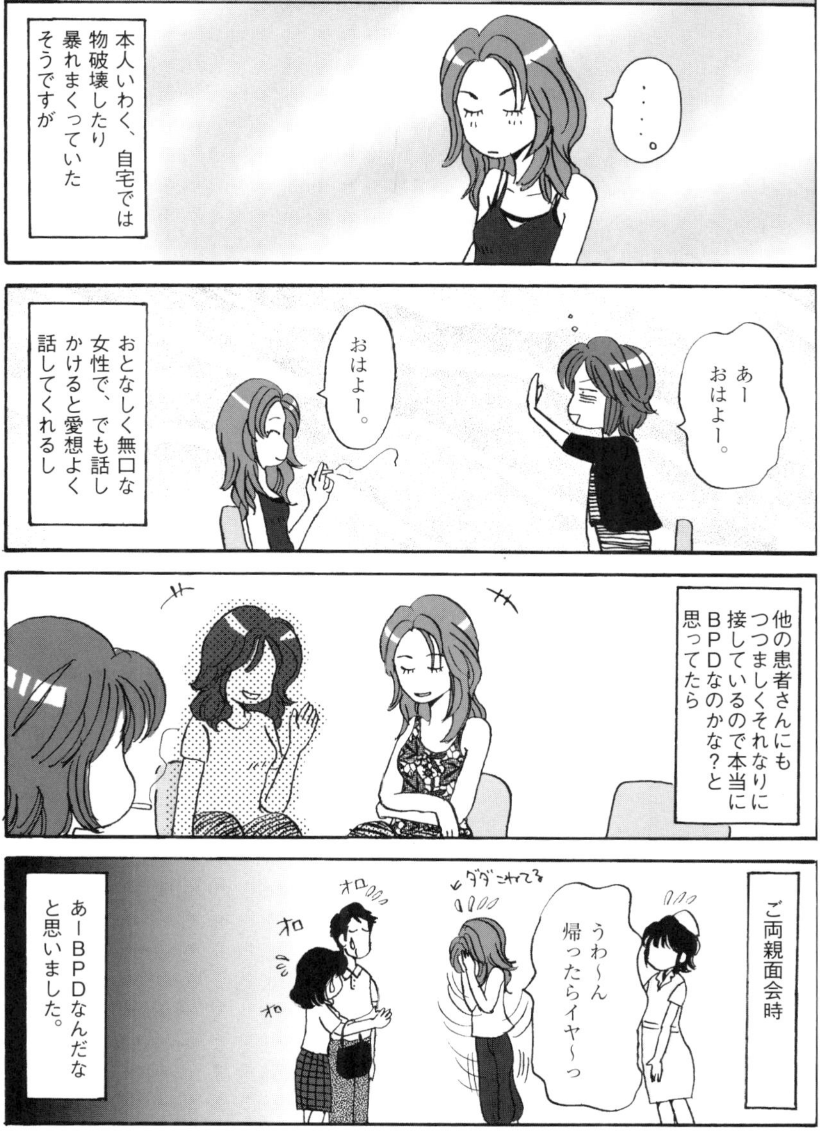
・・・・。
本人いわく、自宅では物破壊したり暴れまくっていたそうですが
あー おはよー。
おはよー。
おとなしく無口な女性で、でも話しかけると愛想よく話してくれるし
他の患者さんにもつつましくそれなりに接しているので本当にBPDなのかな？と思ってたら
ご両親面会時
うわ～ん 帰ったらイヤ～っ
ダダこねてる
オロ
オロ
あーBPDなんだなと思いました。

リストカット願望のBPDさん

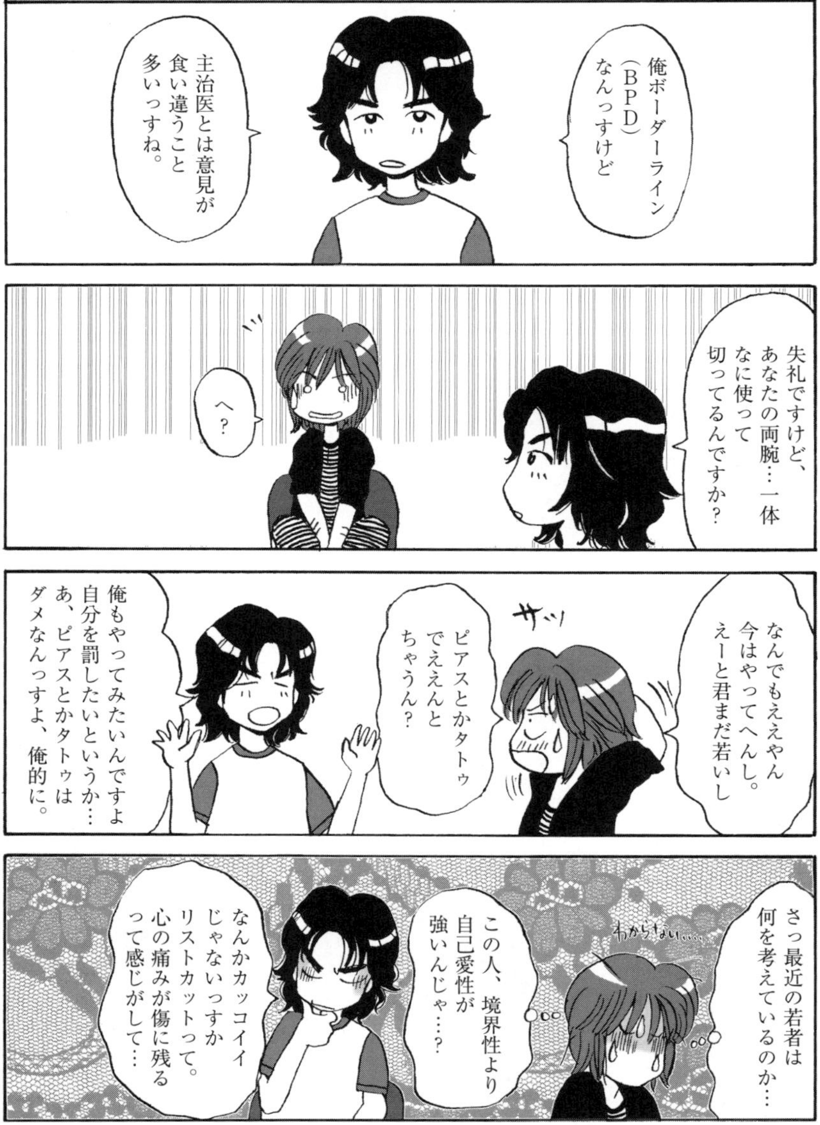
俺ボーダーライン（BPD）なんっすけど
主治医とは意見が食い違うこと多いっすね。
失礼ですけど、あなたの両腕…一体なに使って切ってるんですか？
へ？
なんでもええやん今はやってへんし。えーと君まだ若いし
サッ
ピアスとかタトゥでええんとちゃうん？
俺もやってみたいんですよ自分を罰したいというか…あ、ピアスとかタトゥはダメなんっすよ、俺的に。
さっ最近の若者は何を考えているのか…
わからない……
この人、境界性より自己愛性が強いんじゃ…？
なんかカッコイイじゃないっすかリストカットって。心の痛みが傷に残るって感じがして…

飄々《ひょうひょう》としたBPDさん

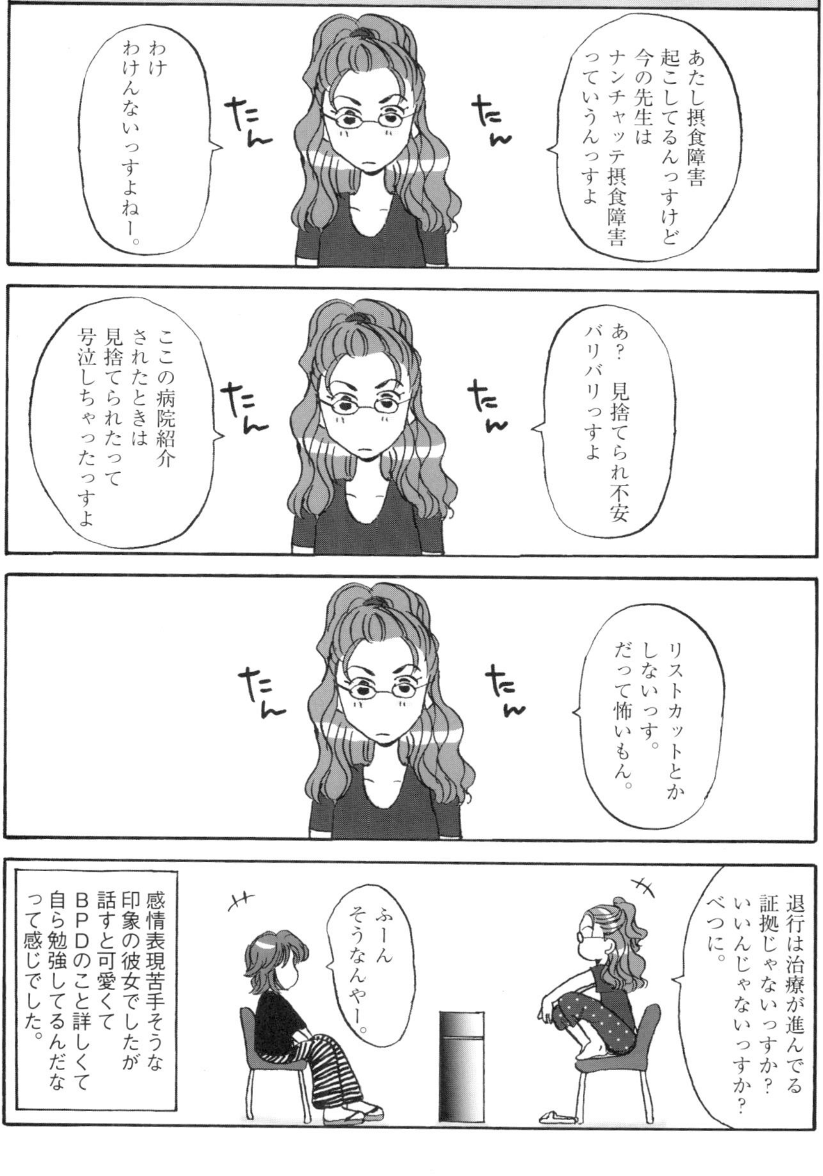

あたし摂食障害起こしてるんっすけど今の先生はナンチャッテ摂食障害っていうんっすよ
たん
たん
わけわけんないっすよねー。
あ？　見捨てられ不安バリバリっすよ
たん
たん
ここの病院紹介されたときは見捨てられたって号泣しちゃったっすよ
リストカットとかしないっす。だって怖いもん。
たん
たん
退行は治療が進んでる証拠じゃないっすか？いいんじゃないっすか？べつに。
ふーん　そうなんやー。
感情表現苦手そうな印象の彼女でしたが話すと可愛くてBPDのこと詳しくて自ら勉強してるんだなって感じでした。

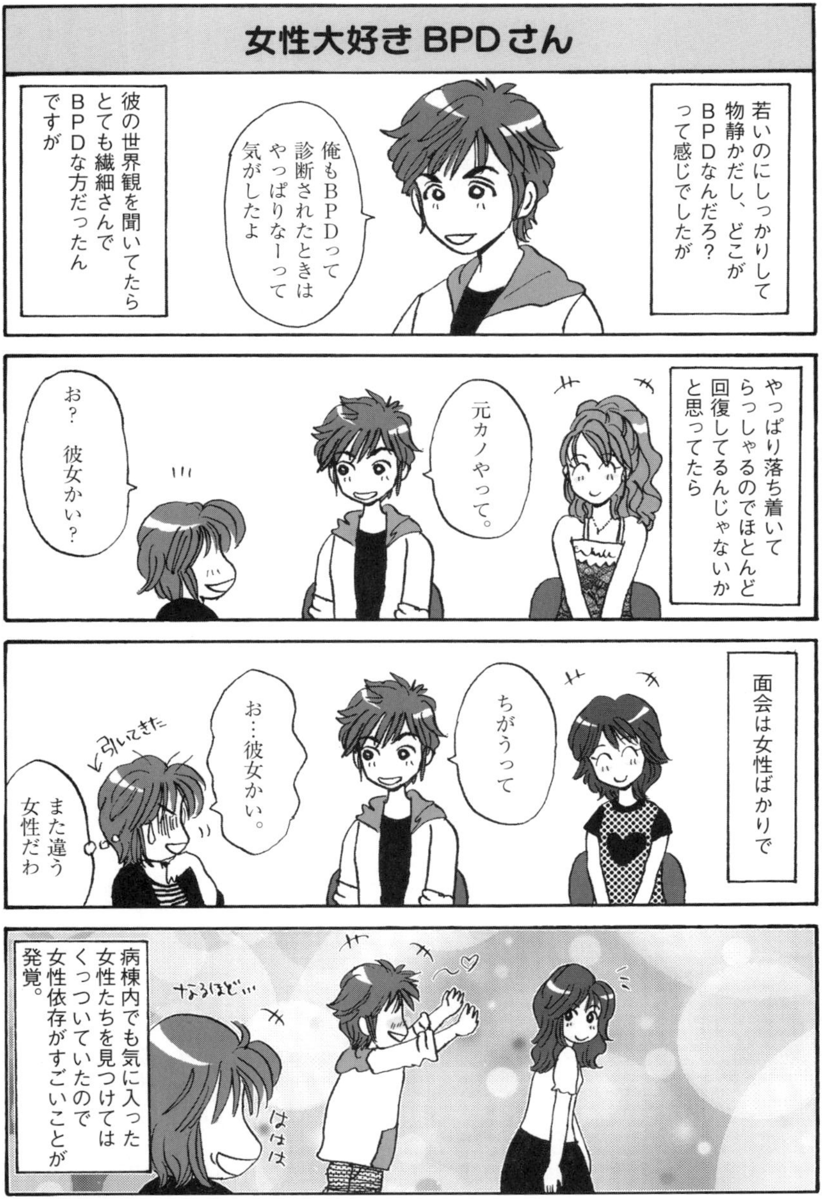

女性大好きBPDさん
若いのにしっかりして物静かだし、どこがBPDなんだろ？って感じでしたが
俺もBPDって診断されたときはやっぱりなーって気がしたよ
彼の世界観を聞いてたらとても繊細さんでBPDな方だったんですが
やっぱり落ち着いてらっしゃるのでほとんど回復してるんじゃないかと思ってたら
元カノやって。
お？　彼女かい？
面会は女性ばかりで
ちがうって
お…彼女かい。
引いてきた
また違う女性だわ
病棟内でも気に入った女性たちを見つけてはくっついていたので女性依存がすごいことが発覚。
なるほど…
ははは

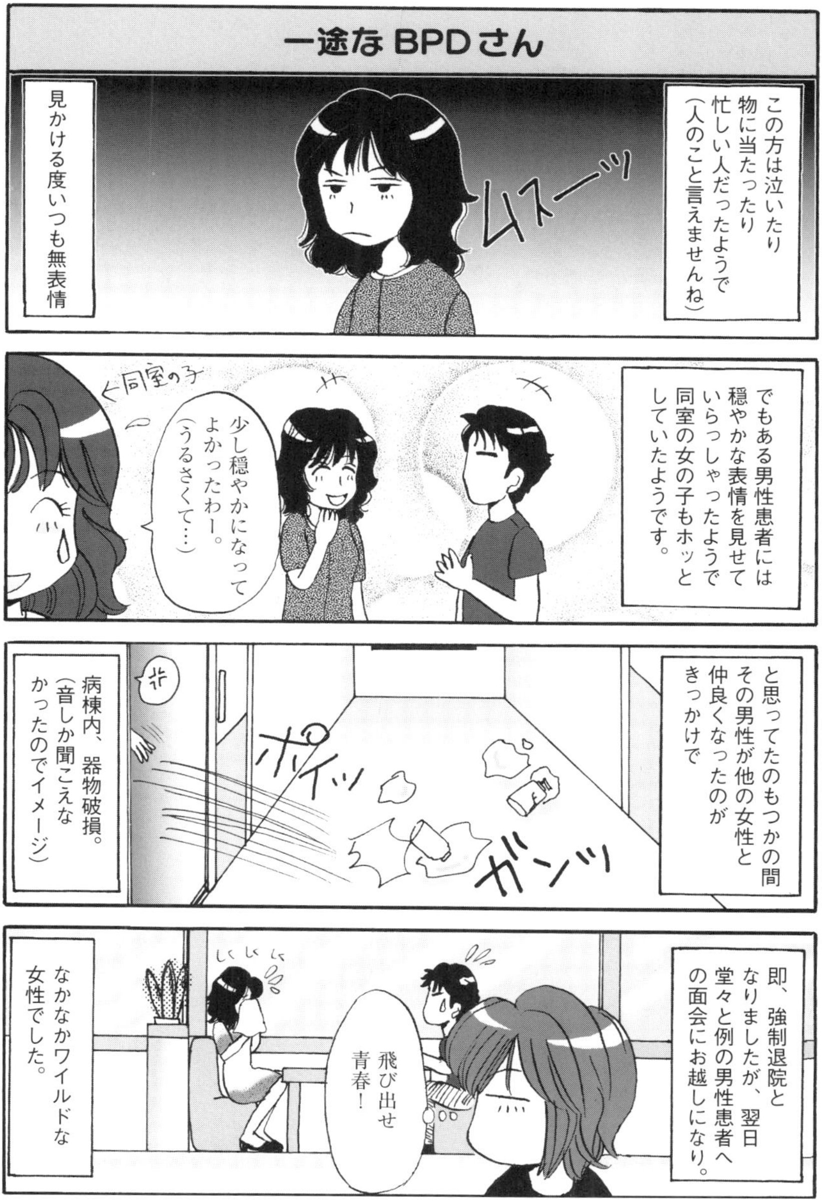
一途なBPDさん
この方は泣いたり物に当たったり忙しい人だったようで（人のこと言えませんね）
ムスーッ
見かける度いつも無表情
でもある男性患者には穏やかな表情を見せていらっしゃったようで同室の女の子もホッとしていたようです。
少しおだやかになってよかったわー。（うるさくて…）
←同室の子
と思ってたのもつかの間その男性が他の女性と仲良くなったのがきっかけで
ポイッ
ガンッ
病棟内、器物破損。（音しか聞こえなかったのでイメージ）
即、強制退院となりましたが、翌日堂々と例の男性患者への面会にお越しになり。
飛び出せ青春！
しくしく
なかなかワイルドな女性でした。

ママさん BPDさん

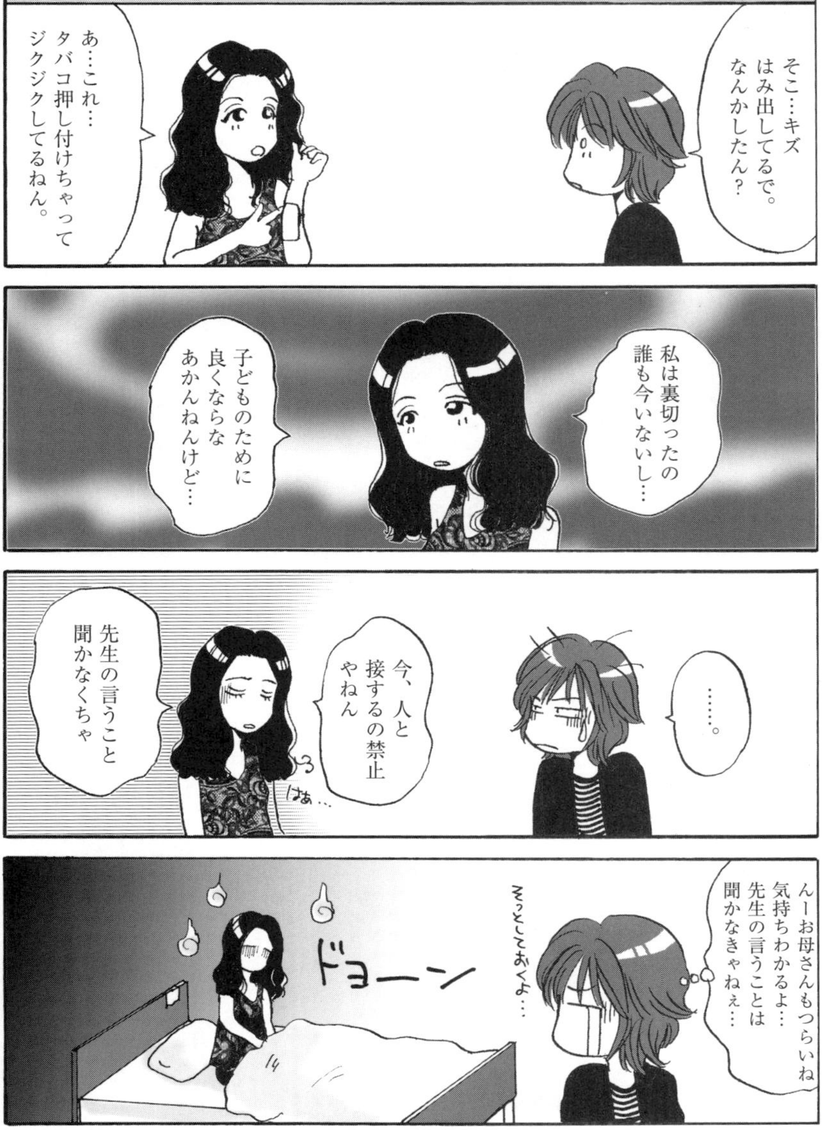
そこ…キズ
はみ出してるで。
なんかしたん？
あ…これ…
タバコ押し付けちゃって
ジクジクしてるねん。
私は裏切ったの
誰も今いないし…
子どものために
良くならな
あかんねんけど…
……。
今、人と
接するの禁止
やねん
先生の言うこと
聞かなくちゃ
はぁ…
んーお母さんもつらいね
気持ちわかるよ…
先生の言うことは
聞かなきゃねぇ…
そっとしておくよ…
ドョーン

怒りのママBPDさん その1

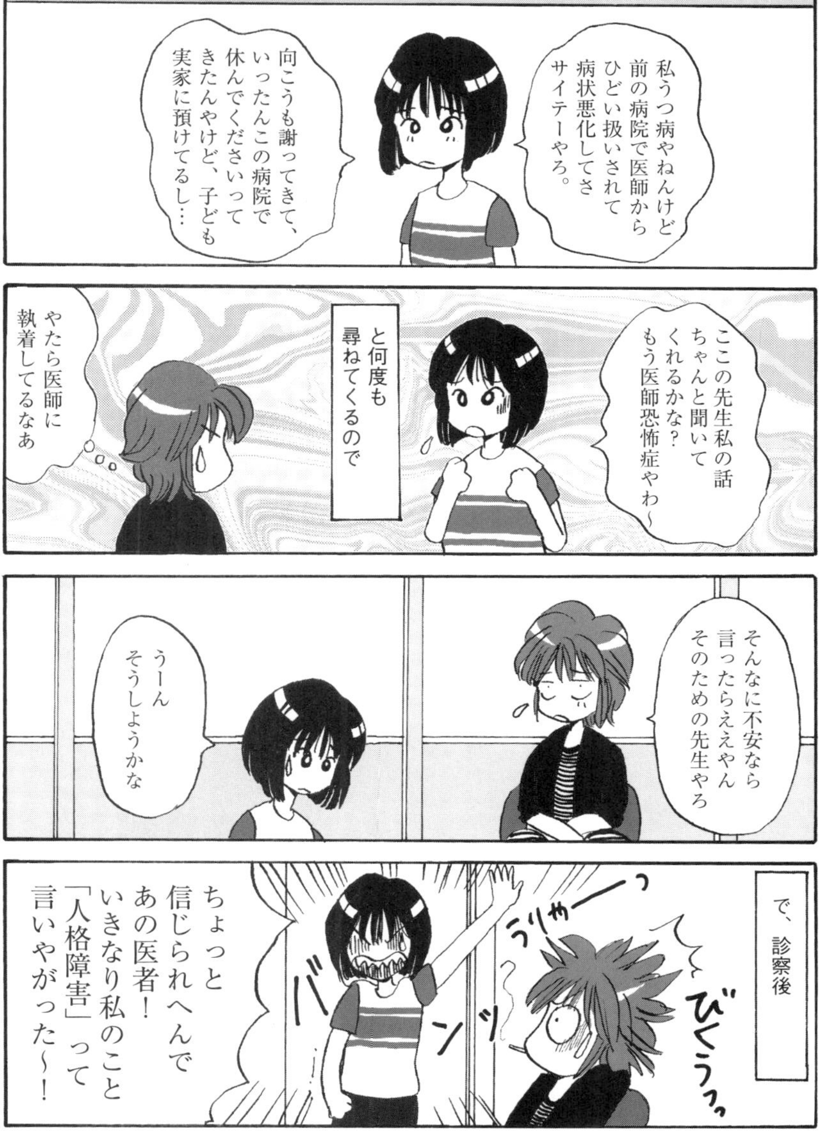
私うつ病やねんけど
前の病院で医師から
ひどい扱いされて
病状悪化してさ
サイテーやろ。
向こうも謝ってきて、
いったんこの病院で
休んでくださいって
きたんやけど、子ども
実家に預けてるし…
ここの先生私の話
ちゃんと聞いて
くれるかな？
もう医師恐怖症やわ〜
と何度も
尋ねてくるので
やたら医師に
執着してるなあ
そんなに不安なら
言ったらええやん
そのための先生やろ
うーん
そうしようかな
で、
診察後
うりゃーっ
びくぅっ
バーンッ
ちょっと
信じられへんで
あの医者！
いきなり私のこと
「人格障害」って
言いやがった〜！

怒りのママBPDさん その2

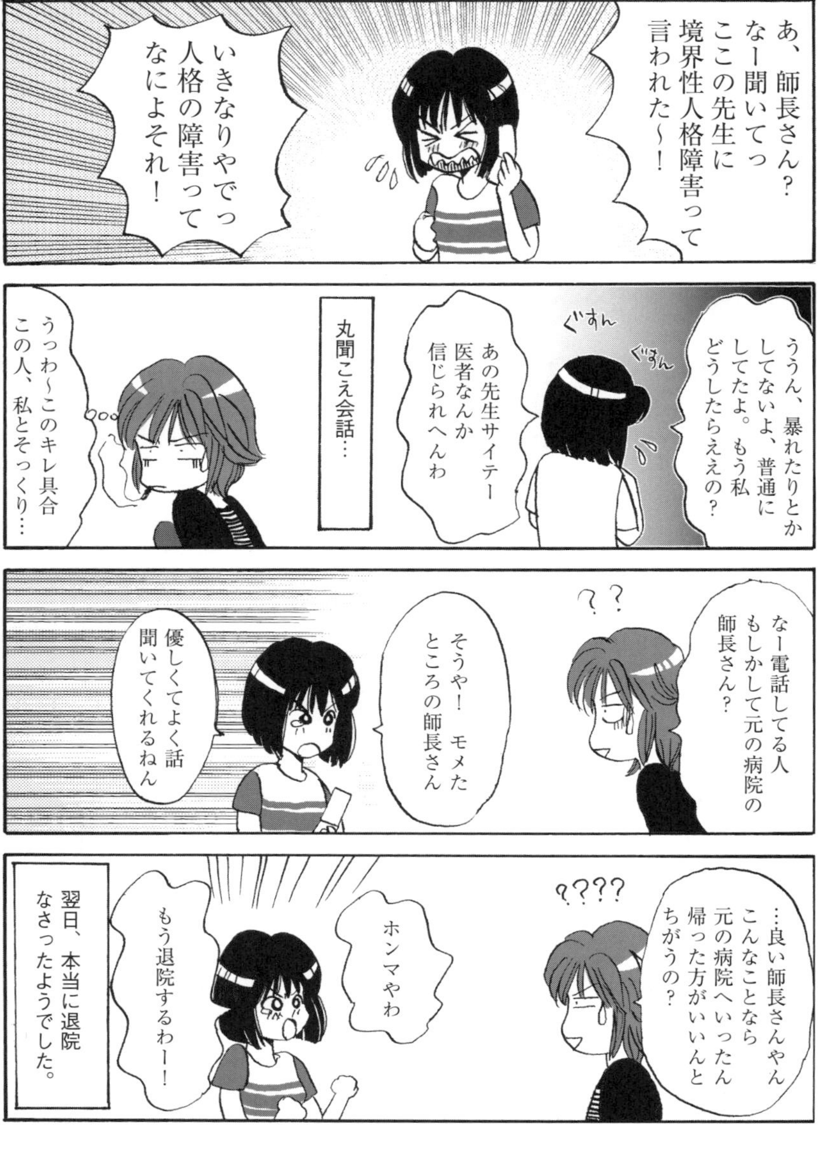
あ、師長さん？
なー聞いてっ
ここの先生に
境界性人格障害って
言われた～！
いきなりやでっ
人格の障害って
なによそれ！
ぐすん
ぐすん
ううん、暴れたりとかしてないよ、普通にしてたよ。もう私どうしたらええの？
あの先生サイテー
医者なんか
信じられへんわ
丸聞こえ会話…
うっわ～このキレ具合
この人、私とそっくり…
？？
なー電話してる人
もしかして元の病院の
師長さん？
そうや！ モメた
ところの師長さん
優しくてよく話
聞いてくれるねん
？？？？
…良い師長さんやん
こんなことなら
元の病院へいったん
帰った方がいいんと
ちがうの？
ホンマやわ
もう退院するわー！
翌日、本当に退院
なさったようでした。

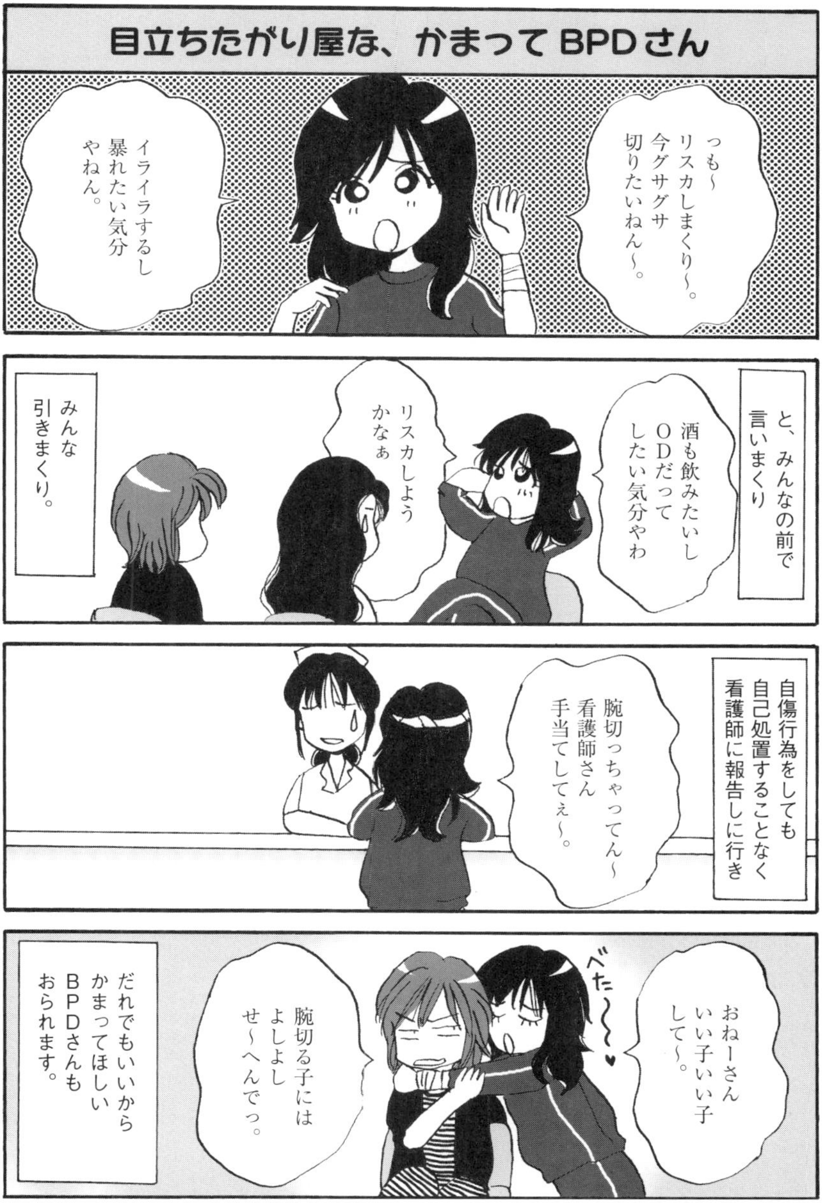
目立ちたがり屋な、かまってBPDさん
つも〜 リスカしまくり〜。今グサグサ 切りたいねん〜。
イライラするし 暴れたい気分 やねん。
と、みんなの前で 言いまくり
酒も飲みたいし ODだって したい気分やわ
リスカしよう かなぁ
みんな 引きまくり。
自傷行為をしても 自己処置することなく 看護師に報告しに行き
腕切っちゃってん〜 看護師さん 手当てしてぇ〜。
べた〜〜♥
おねーさん いい子いい子 して〜。
腕切る子には よしよし せ〜へんでっ。
だれでもいいから かまってほしい BPDさんも おられます。

□■ BPD 回復への道のり ■□

注意：書いてる私もまだまだできてませんが（苦笑）

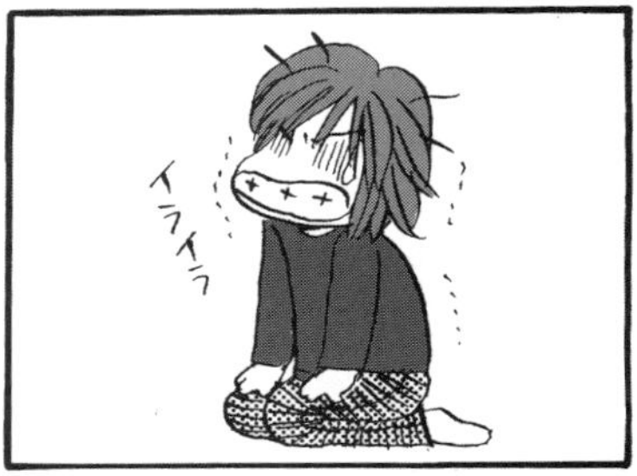
イライラ

■耐える、待つ、我慢する

・自傷行為や衝動的な行動に走らないようここはふんばるしかないと思ってます。ふんばって乗り越えることができるようになれば、それが後々自信につながるような気がします。

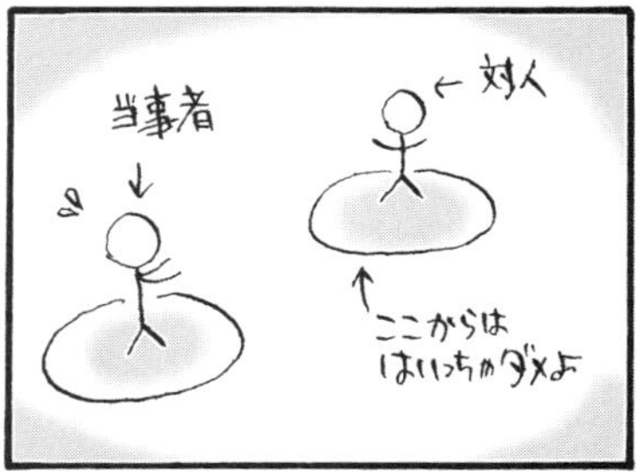
← 対人
当事者
ここからははいっちゃダメよ

■対人関係にルールを作る

・自分にも波があるように相手にもとうぜん波があります。ワガママは相手の許容範囲内にしておきましょう（笑）。
・見捨てられ不安（分離不安）の誘発は本当に些細なことだったりするときが多いのでとりあえず相手を信頼してみましょう。

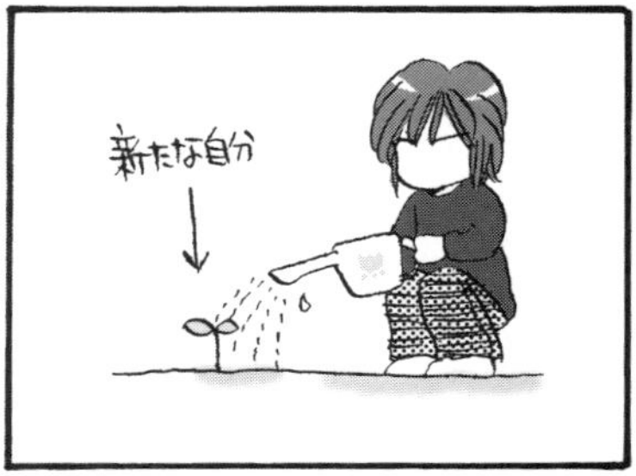
新たな自分

■自分を育て直してみる

・BPDさんは殻を破けば実は自己評価が低く自分に自信がない人が多いと思います。小さなことでも「これだけ自分はできた！」と気が向いたら自己評価してみましょう。周りの方もしっかりほめてあげてください♪

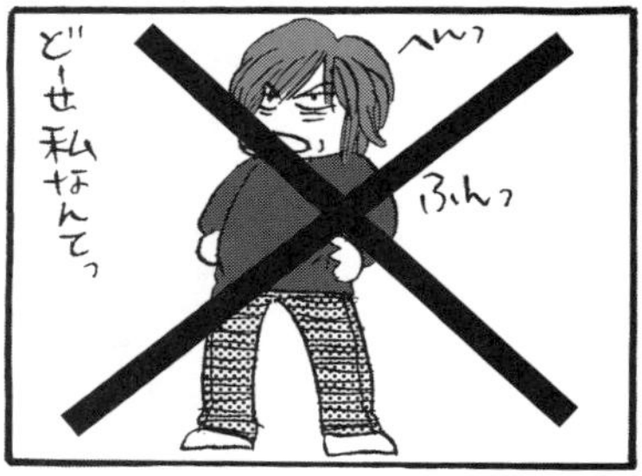
へんっ
ふんっ
どーせ私なんてっ

■BPDだからといって開き直らない

・BPDさんの孤独感や生きづらさはとてもわかります。でも回復する意志があるのなら、他人のせいにばかりして批判せず、自分自身も自覚を持たなきゃ、この病気の回復はムリだと思う。私はある程度は回復できる病気だと信じております（…今のところですが。笑）。

おまけ——私の場合

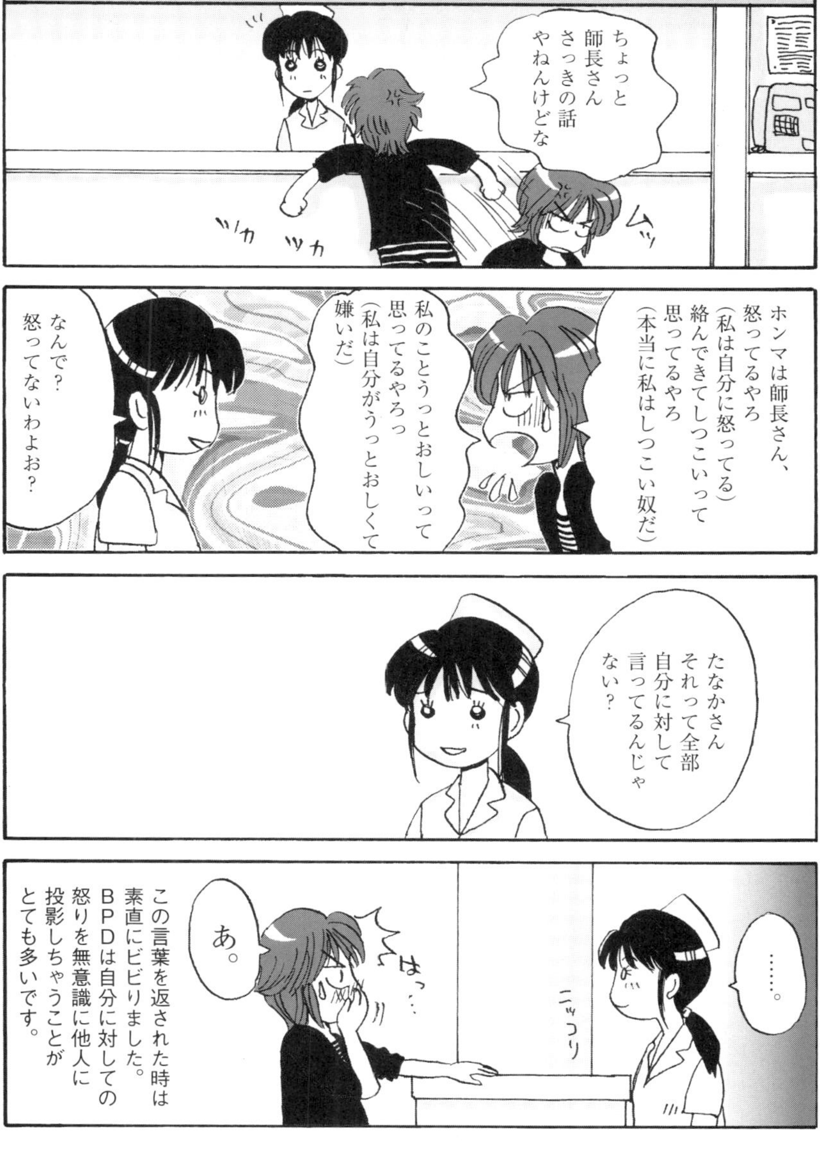
ちょっと師長さんさっきの話やねんけどな
ムッ
ツカ ツカ
ホンマは師長さん、怒ってるやろ（私は自分に怒ってる）絡んできてしつこいって思ってるやろ（本当に私はしつこい奴だ）
私のことうっとおしいって思ってるやろっ（私は自分がうっとおしくて嫌いだ）
なんで？怒ってないわよお？
たなかさんそれって全部自分に対して言ってるんじゃない？
……。
ニッコリ
はっ…
あ。
この言葉を返された時は素直にビビりました。BPDは自分に対しての怒りを無意識に他人に投影しちゃうことがとても多いです。

私的、境界性人格障害について思うこと

境界性人格障害（ＢＰＤ）という診断名は医師を筆頭に医療関係など、まだまだ賛否があり、毛嫌いされたり「ゴミ箱診断名」と言われているようですが、私にはそうは思えません。私が過去にしでかしてきた行動がシックリくるからです。なんで自分はこうなんだろうとずっと対人関係で幼少の頃から悩んでいたので、この病名の存在を知ったときは、この世にこんな病気があるなんて！と自分が救われた気もしましたし、診断を下されたときは、過去の自分を「病気だったんだ」と許せる気持ちも出てきました。

境界性人格障害の行動化を、わざとやってるという医師などもいると思いますが、たしかに「かまって的な要素」も含まれている場合も否定できません。でも結局は人に対する分離不安や自己評価の低さからくる不安、それらのことで自ら破滅する行動化や怒りを、他人に無意識に向けてやってしまう場合だってあるわけで、だから病気なんだと思うのです。わざとやってる場合は、「助けてほしい」という気持ちや「自分のつらさ」をただ単に他人にわかってほしいのでしょう。そんなことばかばかしい、甘えてると思うかもしれ

ませんが、当人にとっては極端な話、生きるか死ぬかという必死な状態なのです（いわゆるしがみつき）。とにかく視野が狭いのです。健常者から見るふつうな世界でも、ＢＰＤから見る世界観は視野が狭いので、生きることが息苦しくて仕方ありません。世の中が怖くてたまらないと思います。

また私の場合、境界性人格障害（こちらは医師が下す病名です）とアダルトチルドレン（ＡＣ）（こちらは病名ではなく自己認知的な言葉です）の特徴が似ている部分が多いといわれていて（いわゆる認知の歪《ゆが》みとかですね）主治医もＡＣ治療を頭に入れている医師だったし、これまた私も地を見せなかったので、いきなり「あんた境界性人格障害ですから」ではなく「アダルトチルドレン」という言葉を教えられてから、マッタリ過去の自分を探る作業が始まったわけですが、実はその前から境界性人格障害の本を読んだりして自己精神分析をやってましたし「やっぱり私はアダルトチルドレンではない」と思っていたし、とにかく「主治医から見捨てられるのではないか」という不安から「いい患者」を装っていたため（この分離不安は臨床心理士が気づかせてくれました）、ぶつかってもいなかったので、診断下されるのにも時間はかかりました。

過去を封印していた私にとっては、入院中の掘り起こし作業は並大抵なことではありませんでしたし、それ以前にまず主治医を信頼すること裏切らないことから始まりました。はっきり記憶が蘇ったときは、すさまじいフラッシュバックも起こりましたし（ＰＴＳＤですね）えらいことになってしまいました。あの恐怖と痛みは忘れられません。私が勝手に推測するに、私の周りにいるアダルトチルドレンと言っている人は過去の自分をしっかり記憶されてる方が比較的多かったように思われます。

境界性人格障害の最大の特徴は「異常なほどの分離不安＆対人関係の不安定さ」です。親に対して「見捨てられた」という気持ちです。アダルトチルドレンも、もちろん見捨てられ不安はあると思うんですけど、私の周りをみれば「すさまじい分離不安＆対人関係の不安定さ」があまり強い感じを受けませんでしたし、なにより「他人に向ける攻撃性」が見当たりませんでした。でも共通する点は、なんやかんや言って、どちらも「親離れできない状況」そんな感じでしょうか。まぁ最大の違いは「病名であるかないか」の違いでもあるんですが。

また過去の掘り起こし作業（トラウマ治療とゆーんでしょうか）で少しずつ思い出したことは、幼少の自分は、かなりボーッとしていたり、人に指示されても何もできなかったし、と思えば、ジッとできないし（我慢できない）、人に対して攻撃的な自分もいて、リストカットはもちろんのこと、問題行動を結構起こしてましたし、これって今でいえばＡＤＨＤ（注意欠陥多動性障害）にかなり当てはまる部分多いんですよね。で、今大人になって、躁うつ病発病しちゃって境界性人格障害と併存しておりますし、なので「親からの虐待→境界性人格障害」だけの問題でもない気がするのです。

今現在、私自身子育てしているから思うのですが、例えば、私の息子は、ＡＤＨＤに置き換えれば「注意欠陥タイプ」、娘は「多動性タイプ」になるのですよ。信じられないことに。当時は自分の病気のせいだとは気づかないので「なんでこうなんだ？」と本当に悩みました。まぁこれは、息子の時は私が二十三歳、ＢＰＤ全盛期の子育てだったし、娘の時は、躁うつ病発症した時期が二十九歳、ちょうど重なっていた時期でもありました。現在、私の病状がマシになっているのかどうかわかりませんが、子どもたちも少しは安定してきたように思います。

で、勝手に推測してみたのです。もしも幼少のころの私が、ＡＤＨＤな子だったとしましょう。昔はＡＤＨＤという病名はありませんでしたし、ボーッとしてるわ、言うこと聞かないわでしたら、そりゃ親としては、どう扱ってよいのかたいへん悩むだろうと思うし、「親のしつけがなっていない、親の責任」になってしまいます。しつけ、せっかんも厳しくなりますし、今でいう身体的虐待、心理的虐待まで及ぶのも、だからこれって……仕方ないというか、もちろん、虐待は絶対に許してはいけない行為ですけれど。なんて考えてみていたら、私の場合は親とのことも少しは整理できるようになってきました。

境界性人格障害はうつ状態を伴うので「うつ病」とよく間違われるとも言われますが、BPDがもつ「衝動性や攻撃性」、これは「躁うつ病」の「躁」に似ている部分があると思うのです。そして躁うつ病の「躁」と「うつ」、ADHDの「注意欠陥派」と「多動性派」、これまた似ている気がするのです。また、気分障害など他の疾患も併発してる場合も多いと思います。

よって、私《わたし》的に境界性人格障害は「アダルトチルドレンと境界性人格障害は似ている」以前の話で、「親との問題『虐待』→境界性人格障害」だけの問題でもなく、それプラス「脳にもなにか問題があるんじゃないのかしら？」という疑問が先に来たりするのです。

なので、リストカットするからとか、人に依存するからとかそんな理由で軽々しく「境界性人格障害」なんて安易に診断下す医師はどうかと思いますし、心理検査も必要だと思う（私の場合は、やはり深層に「衝動性、攻撃性」がありました）。やはりこの病名は慎重に診断を下すべき病名だと思うのです。けっして「ゴミ箱病名」でもないし、性格の問題でもないと思うわけでございます。

あくまでも素人考えなので、まぁそういう考えを持っているヤツもいるということで、みなさまよろしくお願いいたしますね。

開放病棟40日間入院エピソード

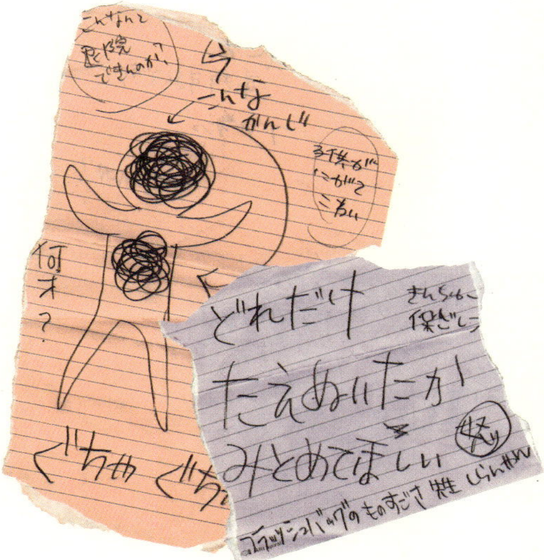

↑必死こいて主治医に訴えてるの図

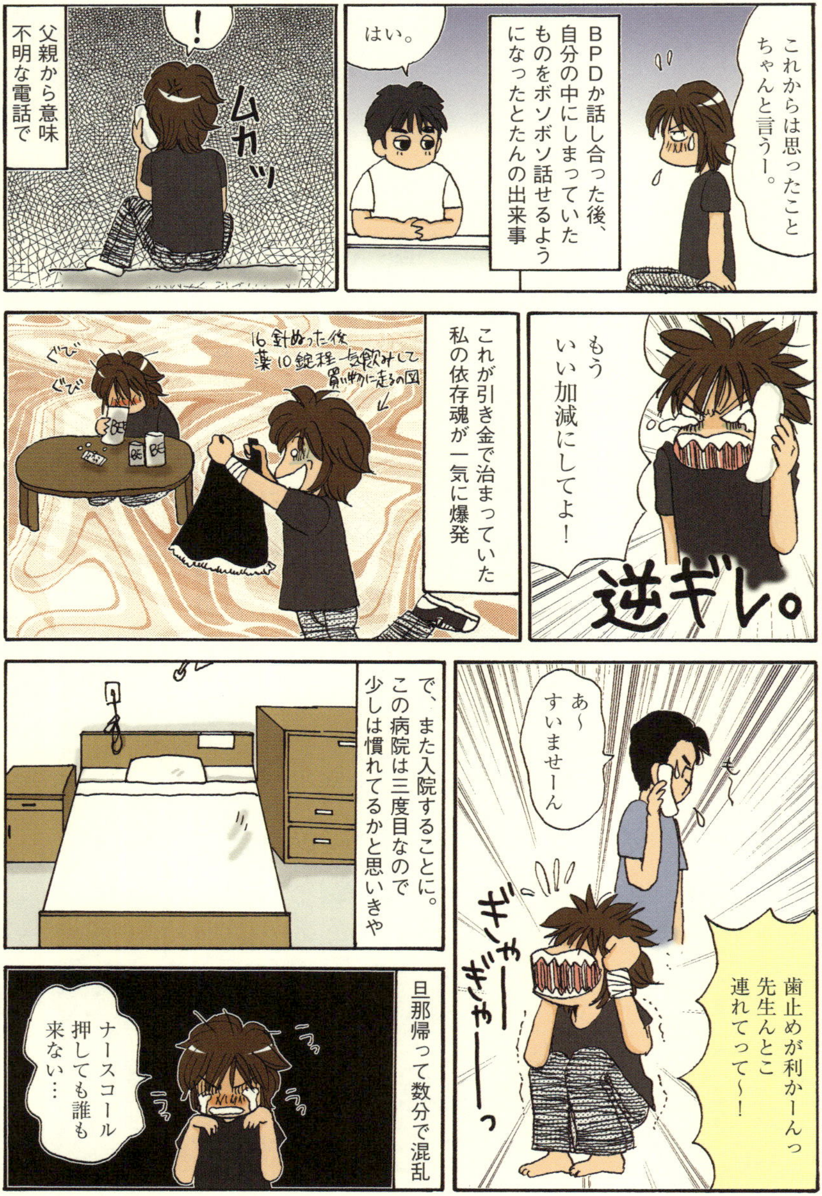
これからは思ったこと
ちゃんと言うー。
ＢＰＤか話し合った後、自分の中にしまっていたものをボソボソ話せるようになったとたんの出来事
はい。
！
ムカッ
父親から意味不明な電話で
もう
いい加減にしてよ！
逆ギレ。
これが引き金で治まっていた私の依存魂が一気に爆発
16針ぬった後 薬10錠程一気飲みして 買い物に走るの図
ぐびぐび
あ〜
すいませーん
ギャーギャーギャーっ
歯止めが利かーんっ
先生んとこ
連れてって〜！
で、また入院することに。この病院は三度目なので少しは慣れてるかと思いきや
旦那帰って数分で混乱
ナースコール
押しても誰も
来ない…
うっ うっ うっ うっ

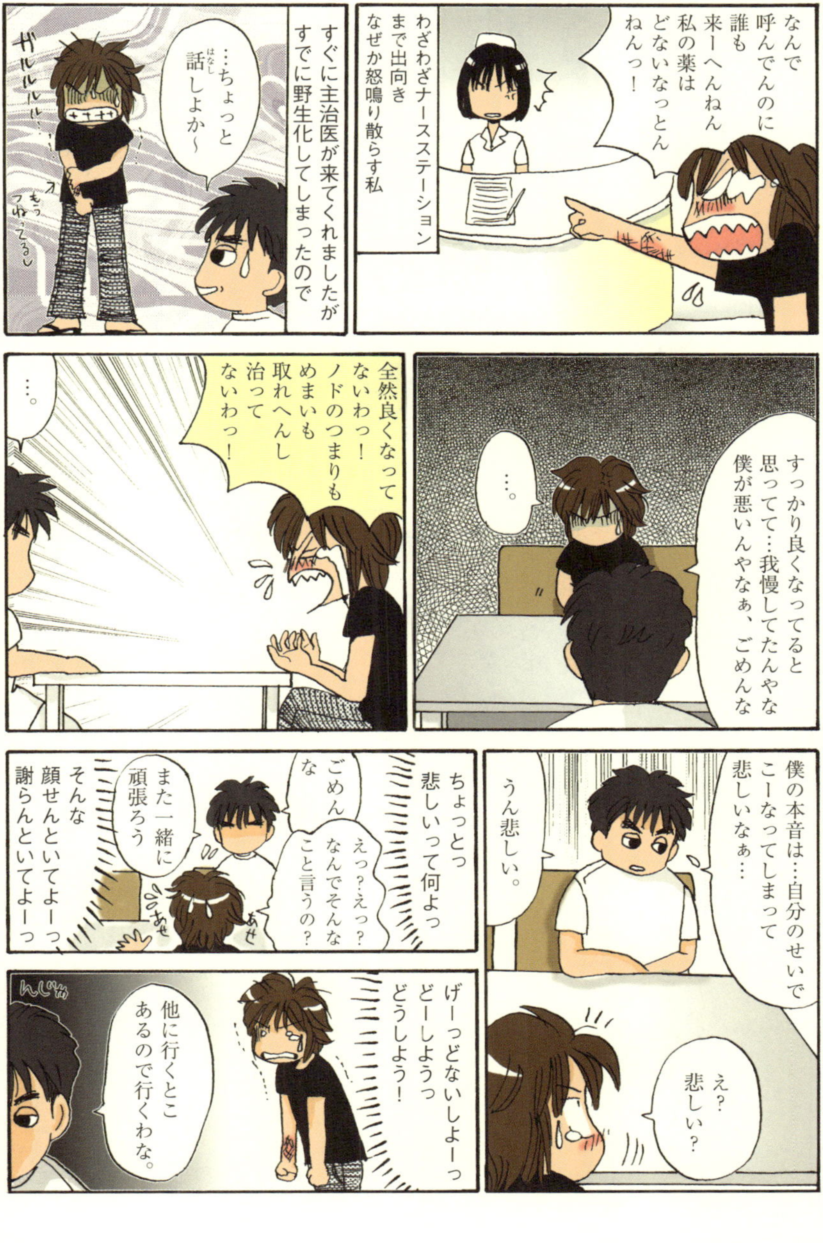
なんで呼んでんのに誰も来ーへんねん私の薬はどないなっとんねんっ!
わざわざナースステーションまで出向きなぜか怒鳴り散らす私
すぐに主治医が来てくれましたがすでに野生化してしまったので
…ちょっと話《はなし》しよか〜
ガルルルルル…
すっかり良くなってると思ってて…我慢してたんやな僕が悪いんやなぁ、ごめんな
…。
全然良くなってないわっ!ノドのつまりもめまいも取れへんし治ってないわっ!
…。
僕の本音は…自分のせいでこーなってしまって悲しいなぁ…
うん悲しい。
え?悲しい?
ちょっとっ悲しいって何よっ
えっ?えっ?なんでそんなこと言うの?
ごめんな
また一緒に頑張ろう
そんな顔せんといてよーっ謝らんといてよーっ
あせ
あせ
げーっどないしよーっどーしようっどうしよう!
他に行くとこあるので行くわな。
んじゃ

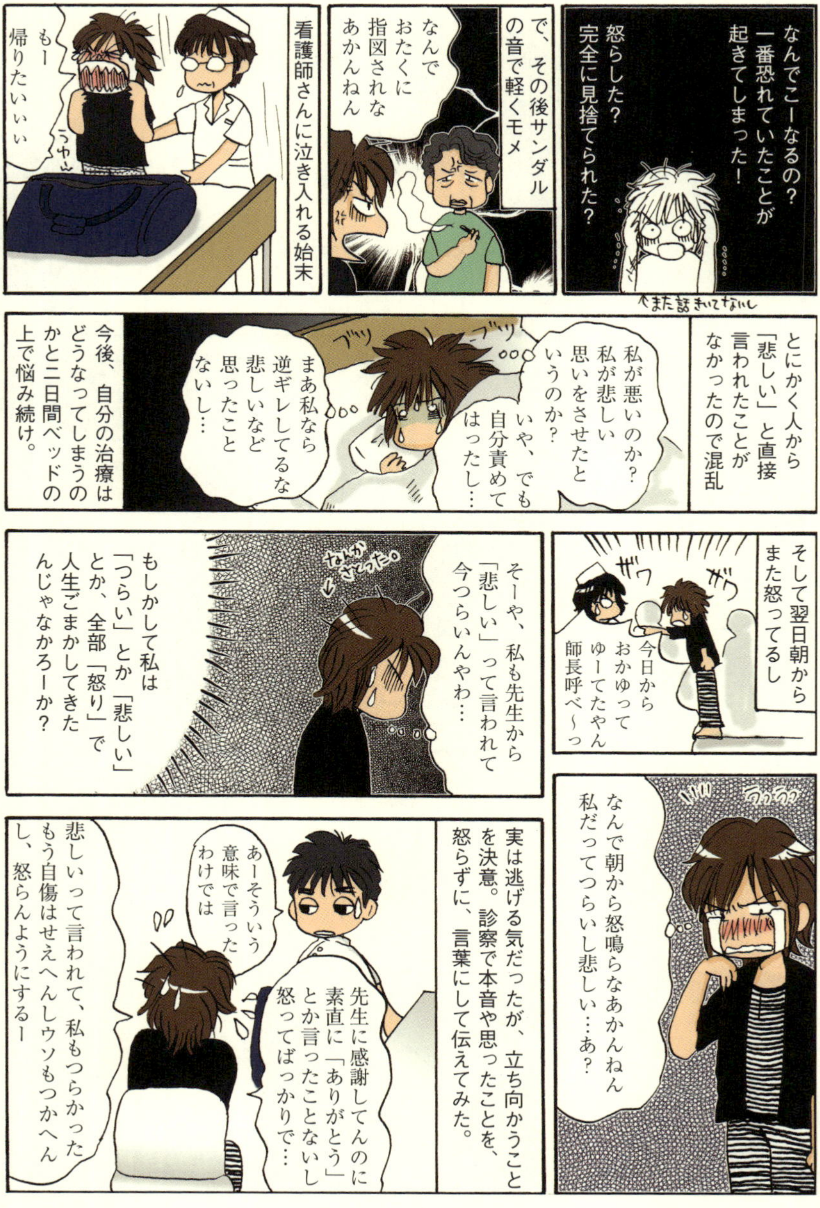
なんでこーなるの？
一番恐れていたことが起きてしまった！
怒らした？完全に見捨てられた？
↑また話きいてないし
で、その後サンダルの音で軽くモメ
なんでおたくに指図されなあかんねん
看護師さんに泣き入れる始末
もー帰りたいぃぃぃ
とにかく人から「悲しい」と直接言われたことがなかったので混乱
私が悪いのか？私が悲しい思いをさせたというのか？
いや、でも自分責めてはったし…
ブツ ブツ
まあ私なら逆ギレしてるな悲しいなど思ったことないし…
今後、自分の治療はどうなってしまうのかと二日間ベッドの上で悩み続け。
そして翌日朝からまた怒ってるし
ザワ ザワ
今日からおかゆってゆーてたやん師長呼べ～っ
なんで朝から怒鳴らなあかんねん私だってつらいし悲しい…あ？
そーや、私も先生から「悲しい」って言われて今つらいんやわ…
なんかさとった。
もしかして私は「つらい」とか「悲しい」とか、全部「怒り」で人生ごまかしてきたんじゃなかろーか？
実は逃げる気だったが、立ち向かうことを決意。診察で本音や思ったことを、怒らずに、言葉にして伝えてみた。
先生に感謝してんのに素直に「ありがとう」とか言ったことないし怒ってばっかりで…
あーそういう意味で言ったわけでは
悲しいって言われて、私もつらかったもう自傷はせえへんしウソもつかへんし、怒らんようにするー

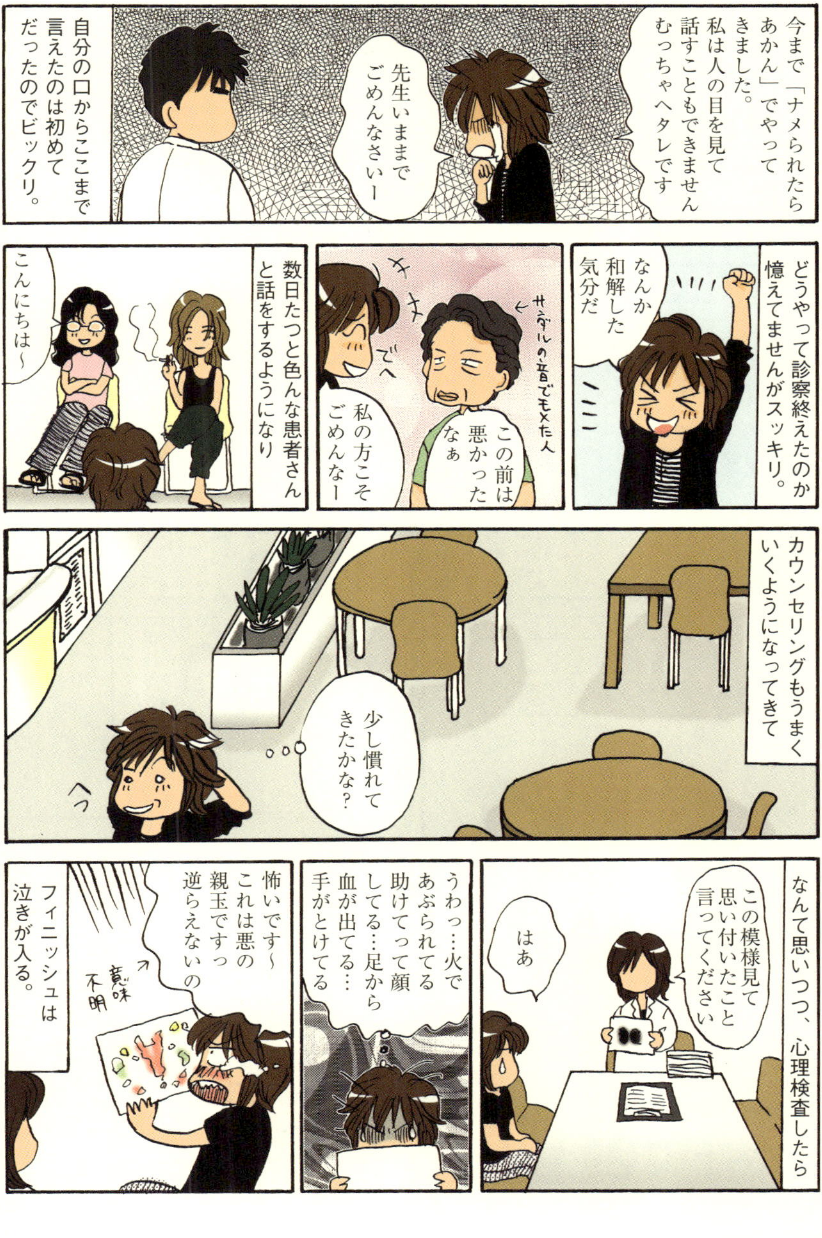
今まで「ナメられたらあかん」でやってきました。私は人の目を見て話すこともできませんむっちゃヘタレです
先生いままでごめんなさいー
自分の口からここまで言えたのは初めてだったのでビックリ。
どうやって診察終えたのか憶えてませんがスッキリ。
なんか和解した気分だ
サンダルの音でモメた人
この前は悪かったなぁ
でへ
私の方こそごめんなー
数日たつと色んな患者さんと話をするようになり
こんにちは〜
カウンセリングもうまくいくようになってきて
少し慣れてきたかな?
へっ
なんて思いつつ、心理検査したら
この模様見て思い付いたこと言ってください
はあ
うわっ…火であぶられてる助けてって顔してる…足から血が出てる…手がとけてる
怖いです〜これは悪の親玉ですっ逆らえないの
意味不明
フィニッシュは泣きが入る。

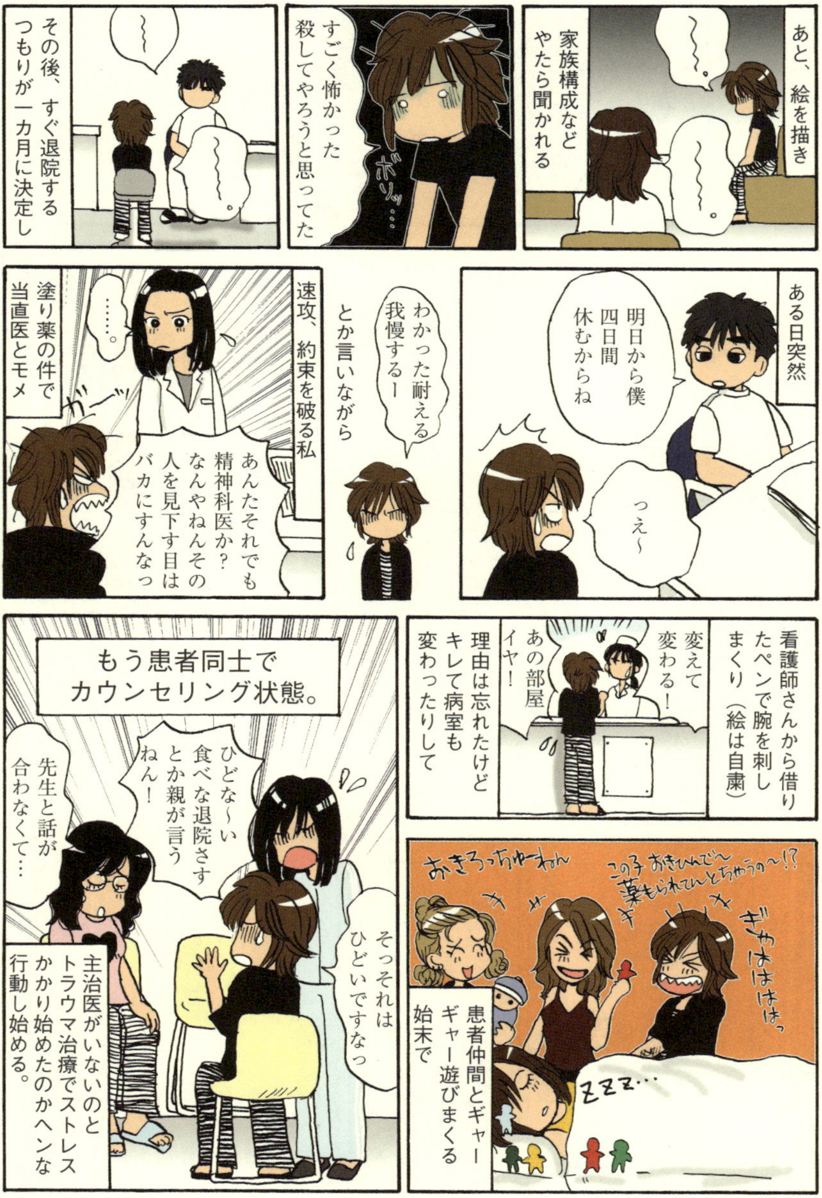
あと、絵を描き
～～。
～～。
家族構成などやたら聞かれる
すごく怖かった殺してやろうと思ってた
ボリッ…
～～
～～。
その後、すぐ退院するつもりが一カ月に決定し
ある日突然
明日から僕四日間休むからね
つえ～
わかった耐えるから我慢するー
とか言いながら
速攻、約束を破る私
……。
ガーッ
あんたそれでも精神科医か？なんやねんその人を見下す目はバカにすんなっ
塗り薬の件で当直医とモメ
看護師さんから借りたペンで腕を刺しまくり（絵は自粛）
変えて変わる！
あの部屋イヤ！
理由は忘れたけどキレて病室も変わったりして
もう患者同士でカウンセリング状態。
ひどな～い食べな退院さすとか親が言うねん！
先生と話が合わなくて…。
そっそれはひどいですなっ
主治医がいないのとトラウマ治療でストレスかかり始めたのかヘンな行動し始める。
おきろっちゅーねん
この子おきひんで～薬もらわれへんとちゃうの～!?
ギャははははっ
患者仲間とギャーギャー遊びまくる始末で
zzz…

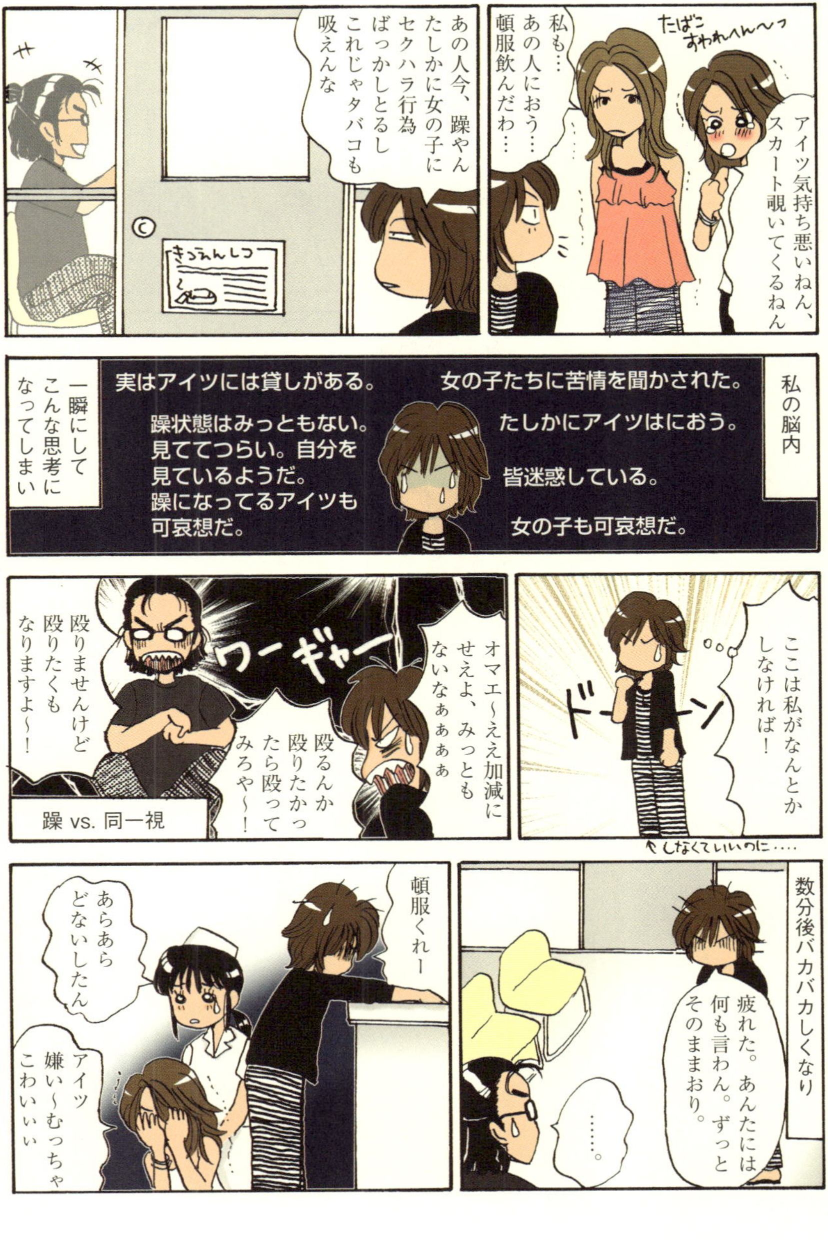
たばこすわれへん〜っ
アイツ気持ち悪いねん、スカート覗いてくるねん
私も…あの人におう…頓服飲んだわ…
あの人今、躁やんたしかに女の子にセクハラ行為ばっかしとるしこれじゃタバコも吸えんな
きつえんしつ
私の脳内
女の子たちに苦情を聞かされた。
たしかにアイツはにおう。
皆迷惑している。
女の子も可哀想だ。
実はアイツには貸しがある。
躁状態はみっともない。
見ててつらい。自分を見ているようだ。
躁になってるアイツも可哀想だ。
一瞬にしてこんな思考になってしまい
ここは私がなんとかしなければ！
ドーーン
↑しなくていいのに….
オマエ〜ええ加減にせえよ、みっともないなぁぁぁぁ
殴るんか殴りたかったら殴ってみろや〜！
ワーギャー
殴りませんけど殴りたくもなりますよ〜！
躁 vs. 同一視
数分後バカバカしくなり
疲れた。何も言わん。あんたにはずっとそのままおり。
……。
頓服くれー
あらあらどないしたん
アイツ嫌い〜むっちゃこわいぃぃ

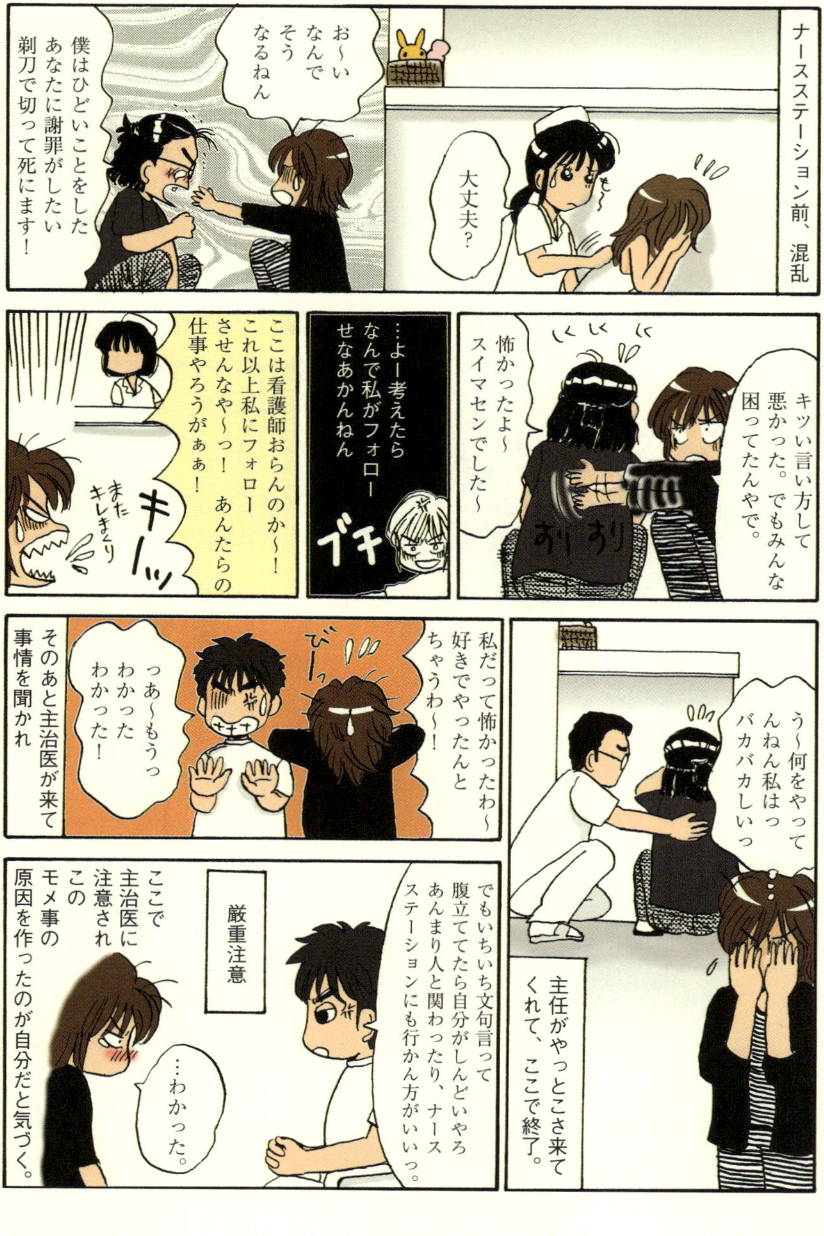
ナースステーション前、混乱
大丈夫？
も～
お～い なんで そう なるねん
僕はひどいことをした あなたに謝罪がしたい 剃刀で切って死にます！
キツい言い方して悪かった。でもみんな困ってたんやで。
怖かったよ～ スイマセンでした～
すりすり
…よー考えたら なんで私がフォロー せなあかんねん
ブチ
ここは看護師おらんのか～！ これ以上私にフォローさせんなや～っ！ あんたらの仕事やろうがぁぁ！
キーッ
またキレまくり
う～何をやってんねん私はっ バカバカしいっ
主任がやっとこさ来てくれて、ここで終了。
私だって怖かったわ～ 好きでやったんとちゃうわ～！
びーっ
っあ～もうっ わかった わかった！
そのあと主治医が来て 事情を聞かれ
でもいちいち文句言って 腹立ててたら自分がしんどいやろ あんまり人と関わったり、ナースステーションにも行かん方がいいっ。
…わかった。
厳重注意
ここで 主治医に 注意され この モメ事の 原因を作ったのが自分だと気づく。

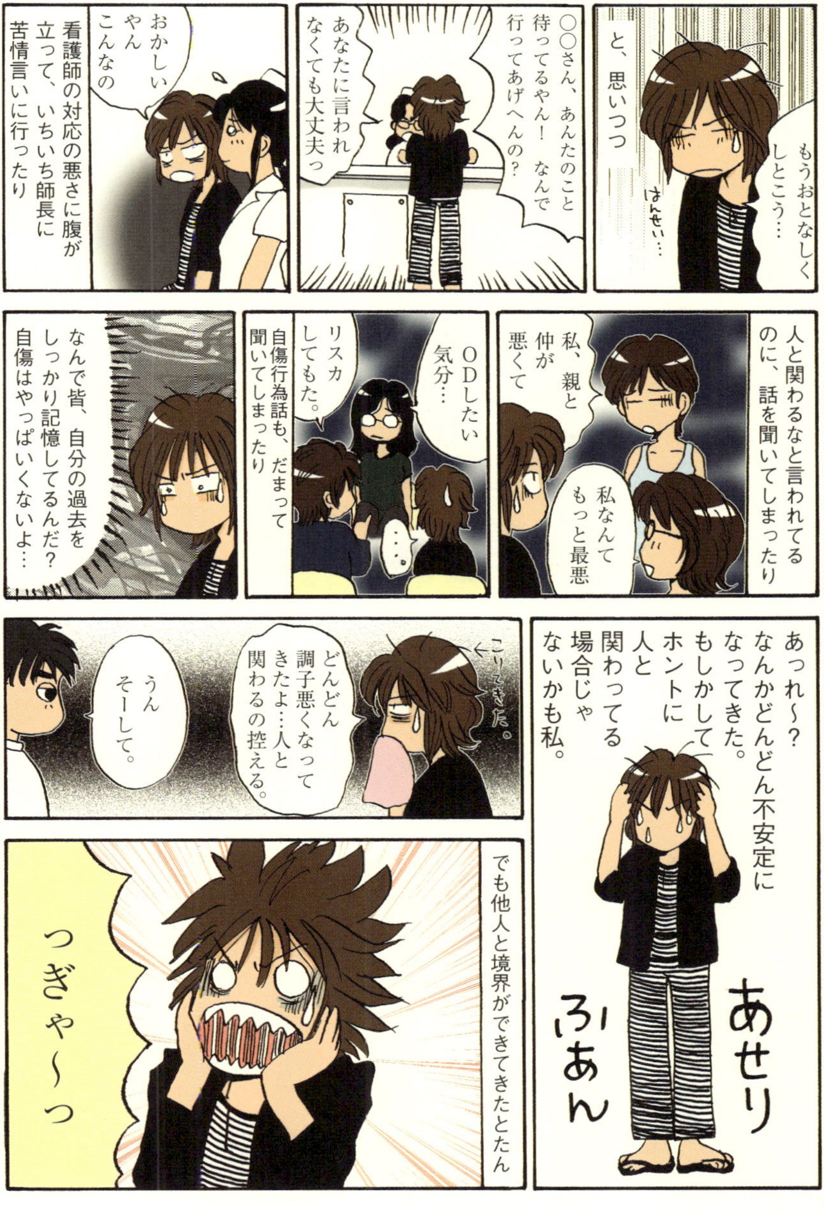
もうおとなしくしとこう…
はんせい…
と、思いつつ
○○さん、あんたのこと待ってるやん！ なんで行ってあげへんの？
あなたに言われなくても大丈夫っ
おかしいやんこんなの
看護師の対応の悪さに腹が立って、いちいち師長に苦情言いに行ったり
人と関わるなと言われてるのに、話を聞いてしまったり
私、親と仲が悪くて
私なんてもっと最悪
ODしたい気分…
リスカしてもた。
自傷行為話も、だまって聞いてしまったり
なんで皆、自分の過去をしっかり記憶してるんだ？ 自傷はやっぱいくないよ…
あれ～？ なんかどんどん不安定になってきた。もしかしてホントに人と関わってる場合じゃないかも私。
あせり
ふあん
こりてきた。
どんどん調子悪くなってきたよ…人と関わるの控える。
うん そーして。
でも他人と境界ができてきたとたん
つぎゃ～っ

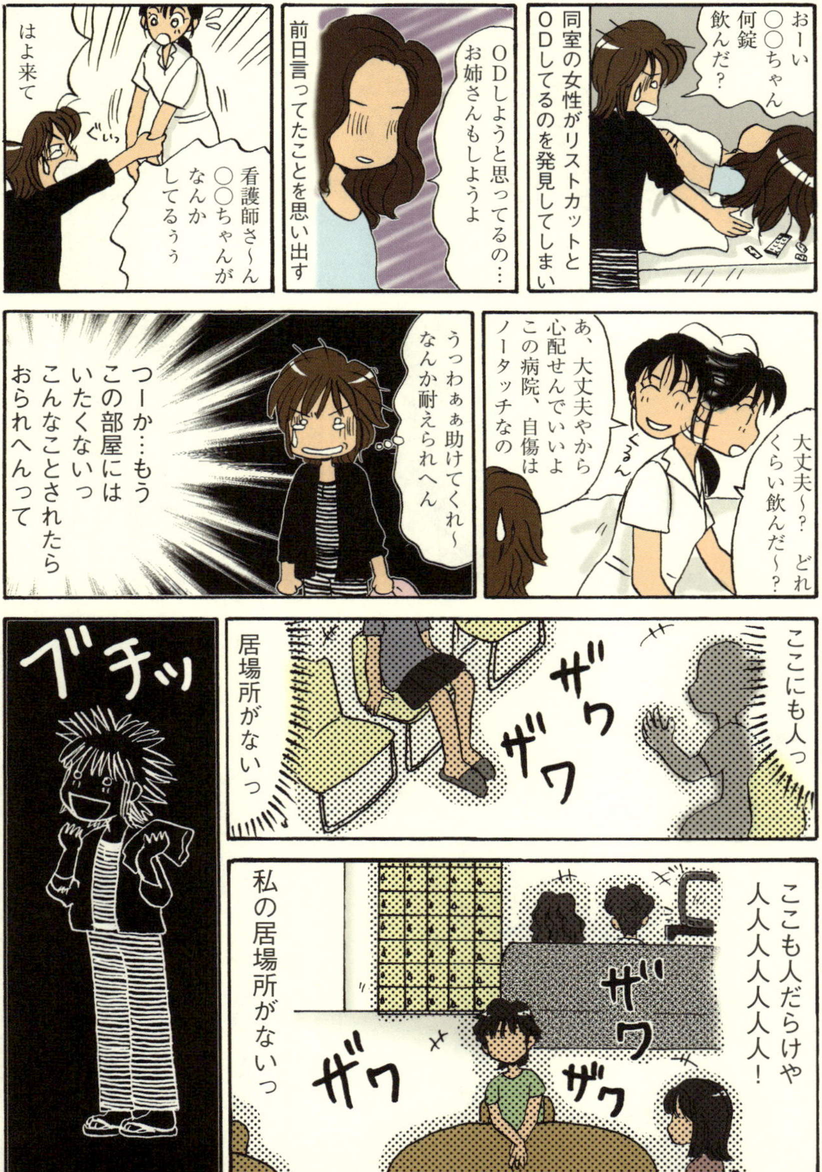
おーい ○○ちゃん 何錠 飲んだ？
同室の女性がリストカットとODしてるのを発見してしまい
ODしようと思ってるの… お姉さんもしようよ
前日言ってたことを思い出す
看護師さ～ん ○○ちゃんが なんか してるぅぅ
ぐいっ
はよ来て
大丈夫～？ どれくらい飲んだ～？
ぐるん
あ、大丈夫やから心配せんでいいよ この病院、自傷はノータッチなの
うっわぁぁ助けてくれ～ なんか耐えられへん
つーか…もう この部屋にはいたくないっ こんなことされたら おられへんって
ここにも人っ
ザワ
ザワ
居場所がないっ
ここも人だらけや 人人人人人人！
ザワ
ザワ
ザワ
私の居場所がないっ
ブチッ

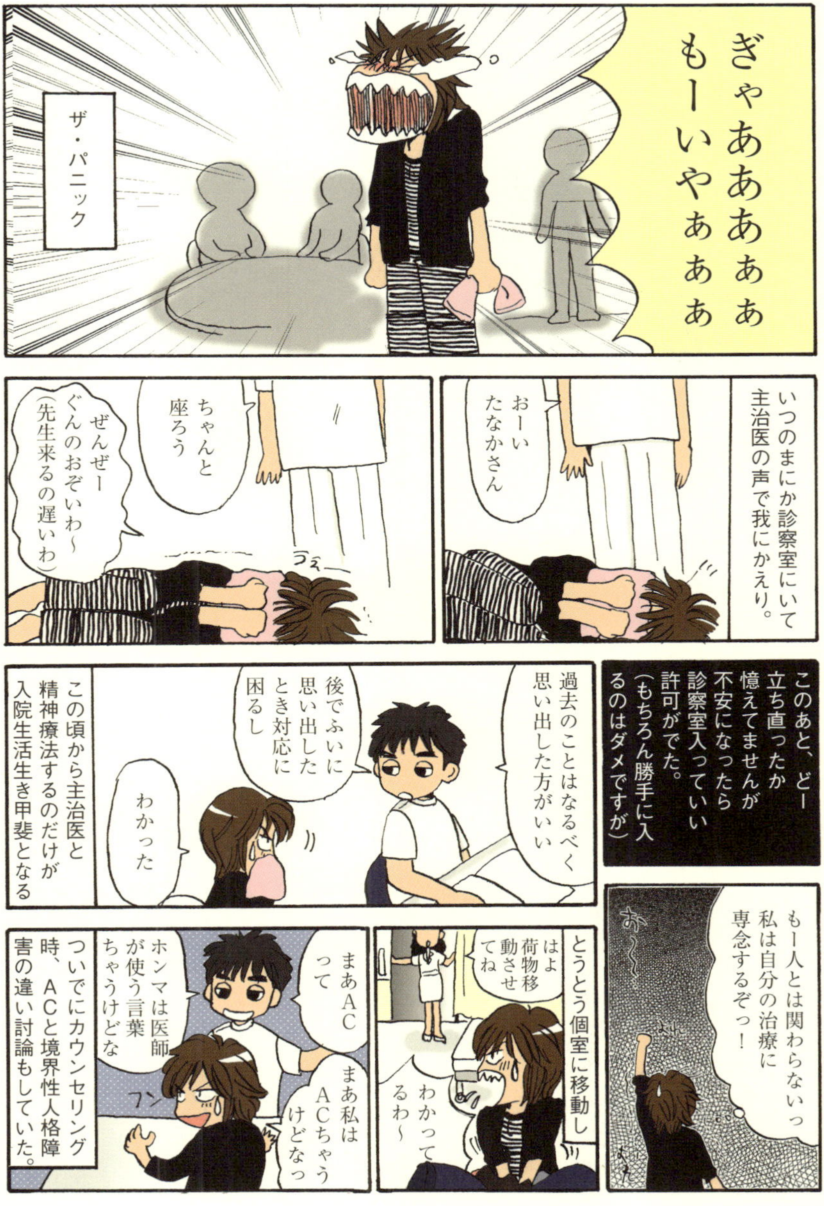

ぎゃあああぁぁ
もーいやぁぁぁ
ザ・パニック
いつのまにか診察室にいて主治医の声で我にかえり。
おーい　たなかさん
ちゃんと座ろう
ぜんぜーぐんのおぞいわ～
（先生来るの遅いわ）
このあと、どーー立ち直ったか憶えてませんが不安になったら診察室入っていい許可がでた。（もちろん勝手に入るのはダメですが）
過去のことはなるべく思い出した方がいい
後でふいに思い出したとき対応に困るし
わかった
この頃から主治医と精神療法するのだけが入院生活生き甲斐となる
もー人とは関わらないっ　私は自分の治療に専念するぞっ！
お～～
とうとう個室に移動し
はよ荷物移動させてね
わかってるわ～
まあACって
ホンマは医師が使う言葉ちゃうけどな
まあ私はACちゃうけどなっ
フン
ついでにカウンセリング時、ACと境界性人格障害の違い討論もしていた。

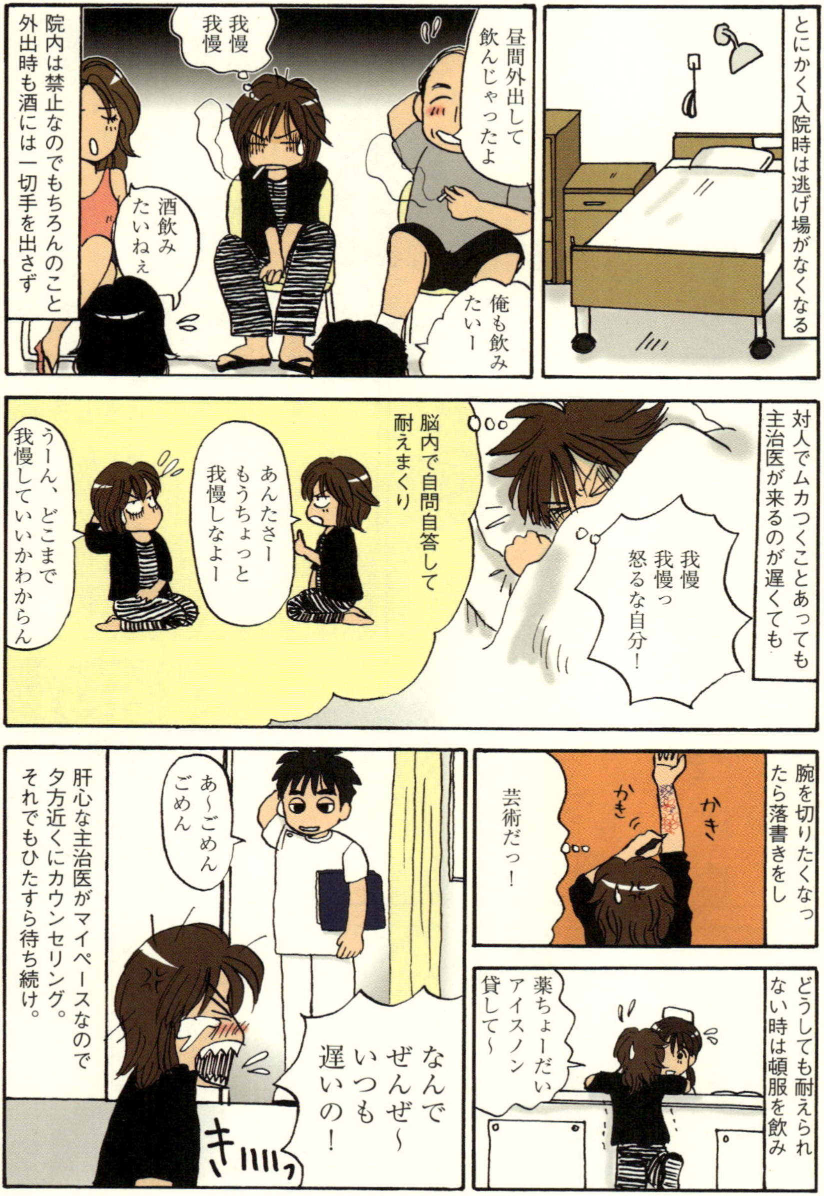
とにかく入院時は逃げ場がなくなる
昼間外出して飲んじゃったよ
我慢我慢
俺も飲みたいー
酒飲みたいねぇ
院内は禁止なのでもちろんのこと外出時も酒には一切手を出さず
対人でムカつくことあっても主治医が来るのが遅くても
我慢我慢っ怒るな自分!
脳内で自問自答して耐えまくり
あんたさーもうちょっと我慢しなよー
うーん、どこまで我慢していいかわからん
腕を切りたくなったら落書きをし
かき
かき
芸術だっ!
どうしても耐えられない時は頓服を飲み
薬ちょーだいアイスノン貸して〜
肝心な主治医がマイペースなので夕方近くにカウンセリング。それでもひたすら待ち続け。
あ〜ごめんごめん
なんでぜんぜ〜いつも遅いの!
き||||っ

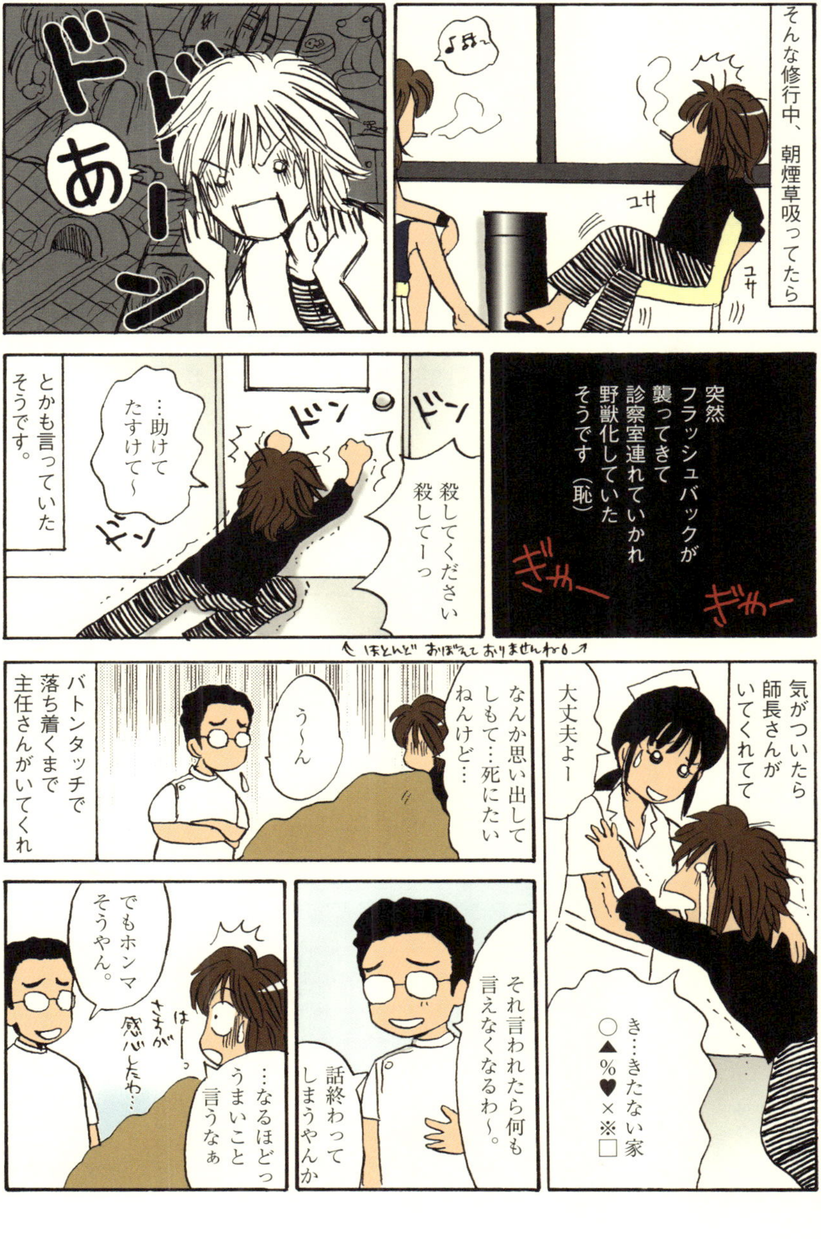
そんな修行中、朝煙草吸ってたら
♪ふふ～
ユサ
ユサ
ドドあーン
突然フラッシュバックが襲ってきて診察室連れていかれ野獣化していたそうです（恥）
ぎゃー
ぎゃー
殺してください殺してーっ
ドンドン
ドン
…助けてたすけて～
とかも言っていたそうです。
←ほとんどおぼえておりませんね→
気がついたら師長さんがいてくれてて
大丈夫よー
き…きたない家○▲％♥×※□
なんか思い出してしもて…死にたいねんけど…
う～ん
バトンタッチで落ち着くまで主任さんがいてくれ
それ言われたら何も言えなくなるわ～。
話終わってしまうやんか
でもホンマそうやん。
はー。
さすが感心したわ…
…なるほどっうまいこと言うなぁ

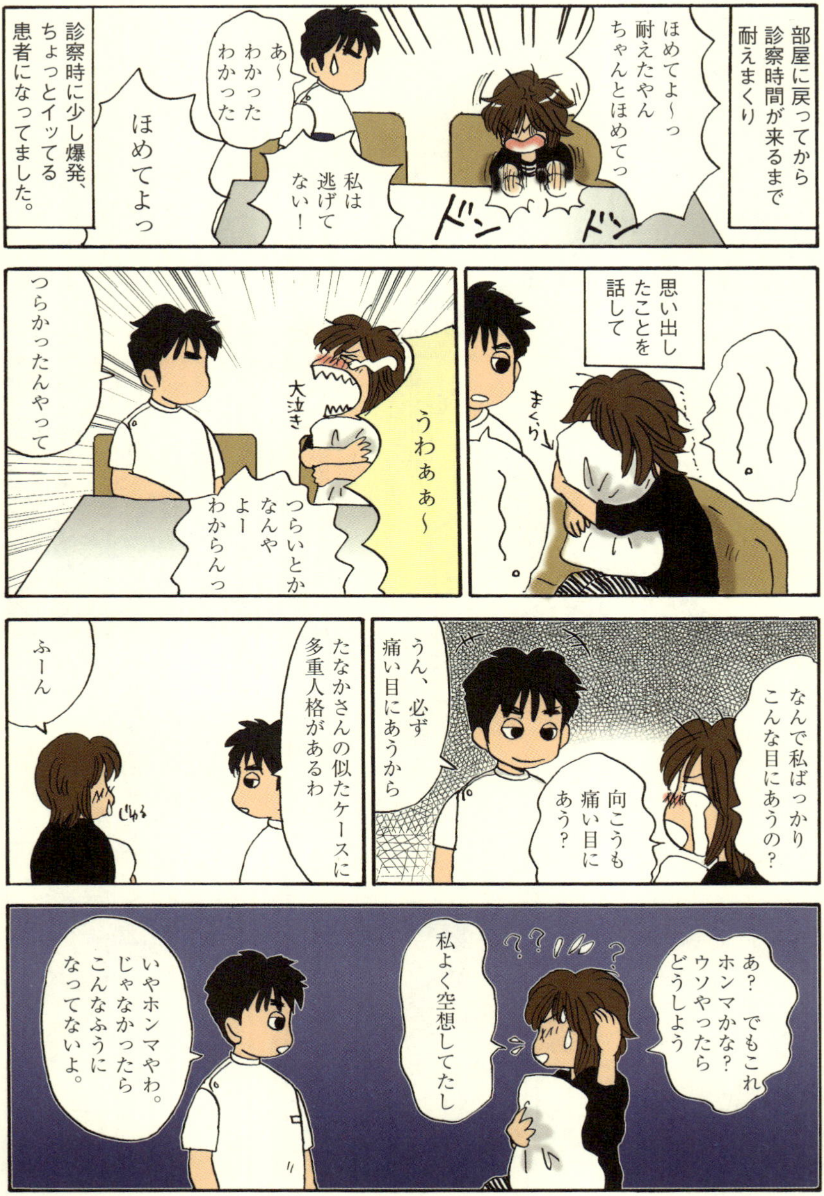
部屋に戻ってから診察時間が来るまで耐えまくり
ほめてよ～っ 耐えたやん ちゃんとほめてっ
ドン ドン
私は逃げてない！
あ～ わかった わかった
ほめてよっ
診察時に少し爆発、ちょっとイッてる患者になってました。
思い出したことを話して
まくら
うわぁぁ～
大泣き
つらいとかなんやよーわからんっ
つらかったんやって
なんで私ばっかりこんな目にあうの？
向こうも痛い目にあう？
うん、必ず痛い目にあうから
たなかさんの似たケースに多重人格があるわ
ふーん
じゅる
あ？ でもこれホンマかな？ ウソやったらどうしよう
私よく空想してたし
いやホンマやわ。じゃなかったらこんなふうになってないよ。

郵便はがき

料金受取人払郵便

杉並南支店承認

1226

差出有効期間
平成25年12月
1日まで

（切手をお貼りになる必要はございません）

168-8790

（受取人）
東京都杉並区
上高井戸1－2－5

星和書店
愛読者カード係行

書名　マンガ 境界性人格障害&躁うつ病REMIX

ご住所（a.ご勤務先　b.ご自宅）
〒

(フリガナ)

お名前　（　　）歳

電話　（　　）

書名　**マンガ 境界性人格障害&躁うつ病REMIX**

★本書についてのご意見・ご感想（質問はお控えください）

★今後どのような出版物を期待されますか

ご専門

所属学会

〈e-mail〉

星和書店メールマガジンを
（http://www.seiwa-pb.co.jp/magazine/）
配信してもよろしいでしょうか　（ a. 良い　b. 良くない ）

図書目録をお送りしても
よろしいでしょうか　（ a. 良い　b. 良くない ）

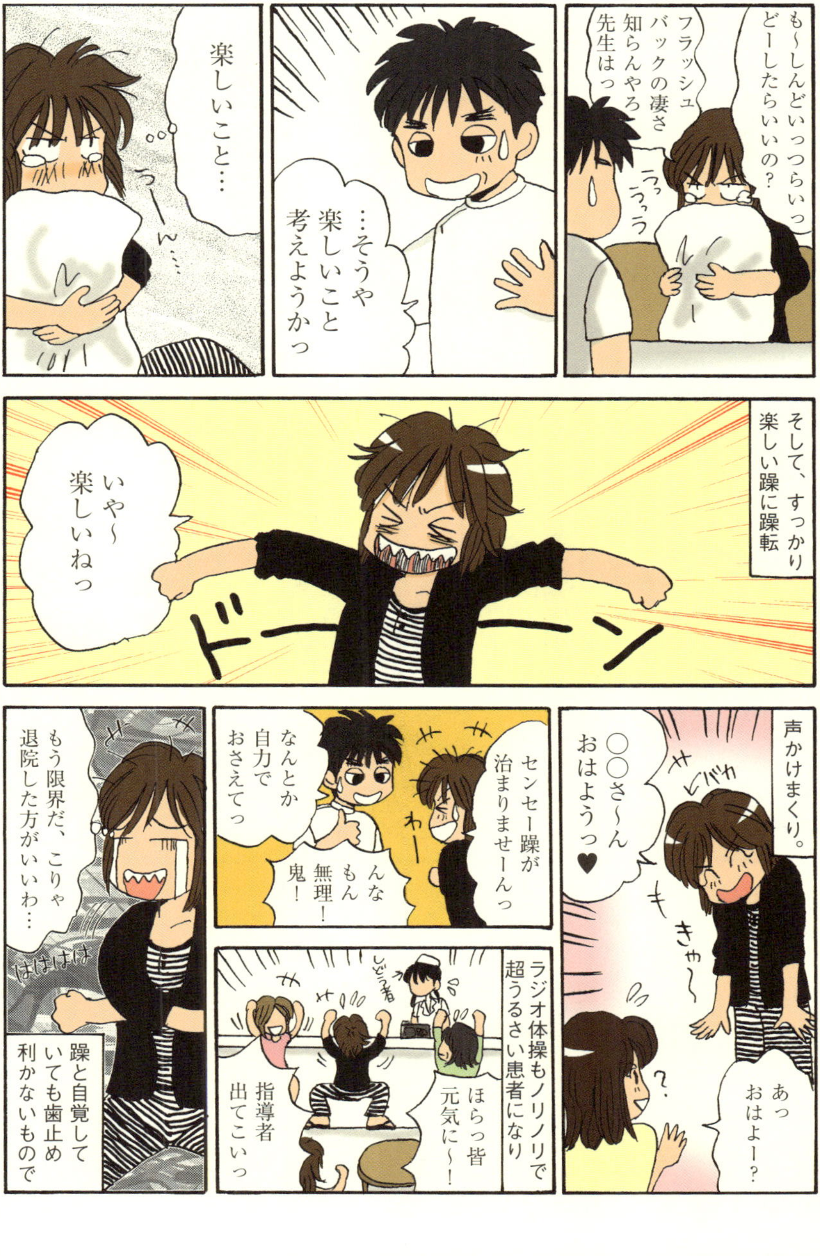
も〜しんどいっつらいっ
どーしたらいいの？
フラッシュバックの凄さ知らんやろ先生はっ
うっうっう
…そうや楽しいこと考えようかっ
楽しいこと…
う〜ん…
そして、すっかり楽しい躁に躁転
いや〜楽しいねっ
ドーーーン
声かけまくり。
○○さ〜ん
おはようっ♥
きゃ〜
あっおはよー？
センセー躁が治まりませーんっ
わー
なんとか自力でおさえてっ
んなもん無理！鬼！
ラジオ体操もノリノリで超うるさい患者になり
しどう者
ほらっ皆元気に〜！
指導者出てこいっ
もう限界だ、こりゃ退院した方がいいわ…
ははははは
躁と自覚していても歯止め利かないもので

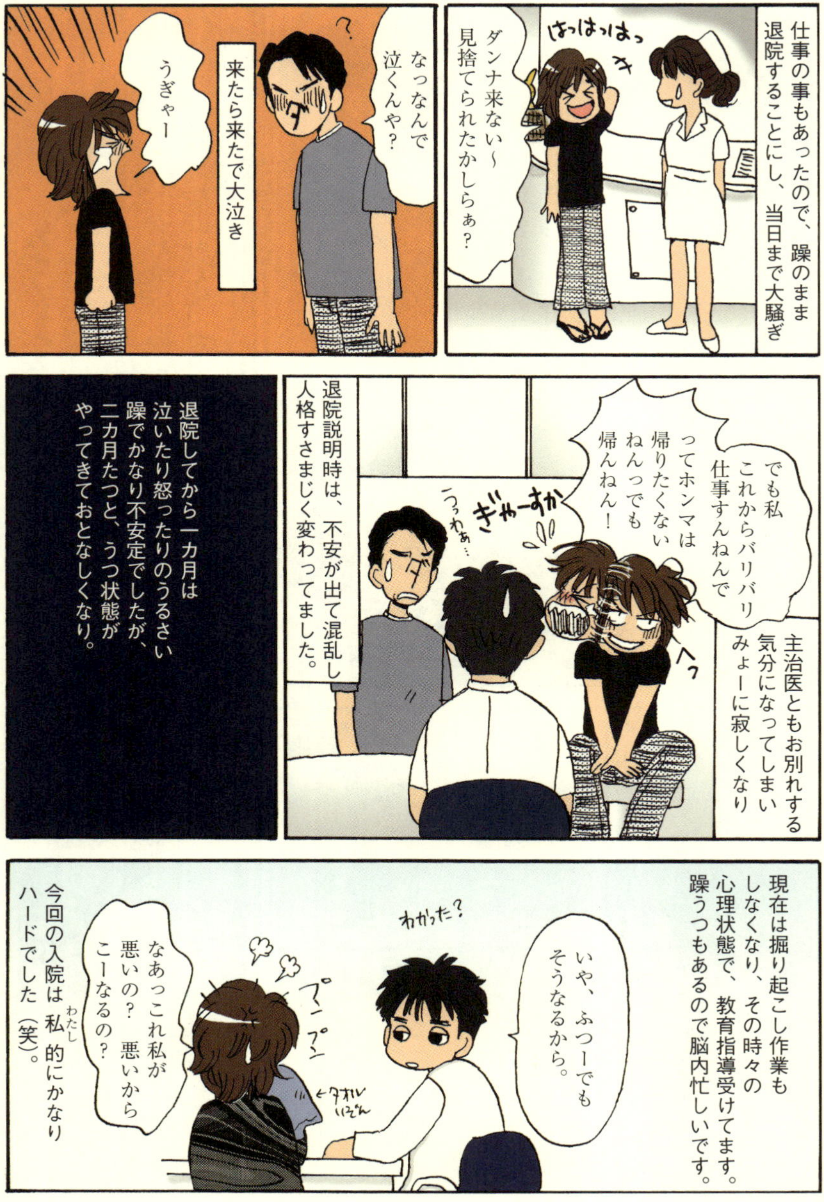
仕事の事もあったので、躁のまま退院することにし、当日まで大騒ぎ
はっはっはっ
ダンナ来ない～見捨てられたかしらぁ？
なっなんで泣くんや？
来たら来たで大泣き
うぎゃー
主治医ともお別れする気分になってしまいみょーに寂しくなり
でも私これからバリバリ仕事すんねんでってホンマは帰りたくないねんっでも帰んねん！
ぎゃーすか
うっわぁ…
へっ
退院説明時は、不安が出て混乱し人格すさまじく変わってました。
退院してから一カ月は泣いたり怒ったりのうるさい躁でかなり不安定でしたが、二カ月たつと、うつ状態がやってきておとなしくなり。
現在は掘り起こし作業もしなくなり、その時々の心理状態で、教育指導受けてます。躁うつもあるので脳内忙しいです。
いや、ふつーでもそうなるから。
わかった？
なあっこれ私が悪いの？悪いからこーなるの？
プンプン
今回の入院は私《わたし》的にかなりハードでした（笑）。

入院エピソード番外編

約四十日間の入院を十五ページにパパッとまとめましたが、実はまだまだいろんなことゆーか描きたいけど描けないことがたくさんあったので、ここでパパパと書かせていただきたいと思います。

まず、最初は休養するための入院だったのが、なぜかトラウマ治療に発展し、境界性要素や躁うつ要素も出ちゃうし、腹の底に眠ってたような記憶をほとんど吐き出し、ズタズタボロボロになった感じで、主治医にも「私の開いた傷口縫ってくれ!」と訴えたほどでしたし、もう限界、仕事もあるしとりあえず退院します、という入院生活でございました。休養どころかハードな入院になってしまいましたが、というか、自らそう望んだ気がします。とにかく入院時は何するにも、むちゃくちゃ焦りまくってましたから(笑)。結果的に、私にはそれでよかったのかもしれません。

なぜよかったかといえば、今まで入院しても何か問題があれば我慢できず、すぐ退院してましたが、今回は主治医から「一カ月は入院してみてね」と言われ、私も逃げない覚悟を決め、とにかく我慢我慢で、自分を追い詰める作戦を実施しました。過食嘔吐、リストカット、酒、買い物、対人依存、すべて我慢。追い詰められると、自分のどこが一体ダメなのか脳内で悩み抜くしかありません。他人との境界があいまいで同一視していた部分が自分でもわかったり、今まで人生プンスカ怒りまくっていましたが、喜怒哀楽が激しいんじゃなくて、ただ感情表現がヘタなだけで「悲しい」「寂しい」を、すべて怒りに変えていただけで、口調がキツイのは「なめられてたまるか」と、大きな自分を見せるため昔からそういう態度で偽ってきたので、それが地についていい歳とった大人になっても取れなかっただけで、実はヘタレで根性なくて気が弱くてヘナチョコな自分、ただの負け犬がキャンキャン吠えていただけだと、よーくわかりました。

もうこうなると、退行（赤ちゃん返り）です。わざとでなく自然となっていたようで、心理検査にも結果に出ておりました。地がモロに出てくるようになったので、なにするにも怖くなり、これまたギャーギャー泣くわ喚くわでしたが、入院先の師長さん主任さんをはじめ、看護師さんたちほとんど全員に八つ当たりしても、みなさん上手《うま》いこと対応。その都度その都度で対応してもらい、本当にありがたかったです。躁がひどいときは私一人相手に、四人態勢で代わる代わる対応してくださったりして、大変ご迷惑をおかけしました（汗）。そして最初はここの病棟の対応の仕方に「なんで？」と怒って苦情を言いまくっておりましたが、そんな看護師さんたちとのやり取りで（あ、もちろん主治医もいましたが。笑）入院最後の方は、自然と「ここの病棟はそういう対応の仕方なのね、んじゃ従おう」と仕組みもわかるようになってきて、かなり勉強させていただき「同一視する曖昧な対人関係」から「自分は自分、他人は他人」と少し脱出できたりして、わたくし少しだけ成長いたしました（笑）。

とにかく入院初日からＢＰＤ行為バリバリ、躁うつも出て最後まで大騒ぎして退院してしまったので、大変ご迷惑おかけしました、そしてありがとうございました。と、この場を借りてごあいさつ。特に師長さん主任さん副主任さん、大変ご迷惑をおかけしました（汗）。こんな私相手に懲りずに関わってくださった看護師さんたちに伝えたいです。

今回不思議だったのが、波長が合って会えば話をしていた方々って、境界性人格障害と診断されてる方が多いことでした。「対人関係が不安定」とか言われてますが、ＢＰＤ同士だと無意識に仲間意識ができたりするんでしょうか？　それとも偽りの顔でお互い接していたのでしょうか、謎です（笑）。

第3章　躁うつエピソード

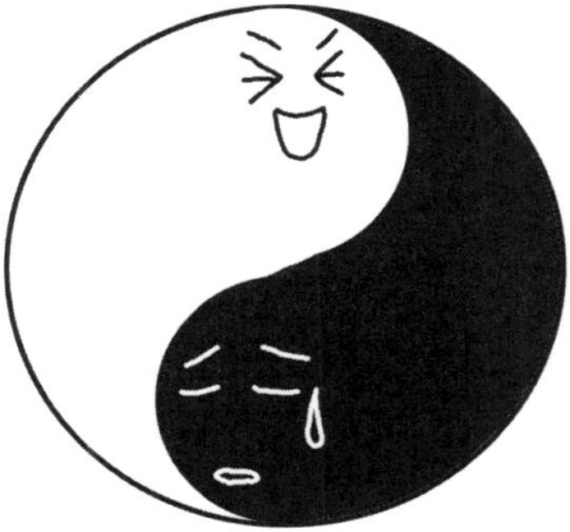

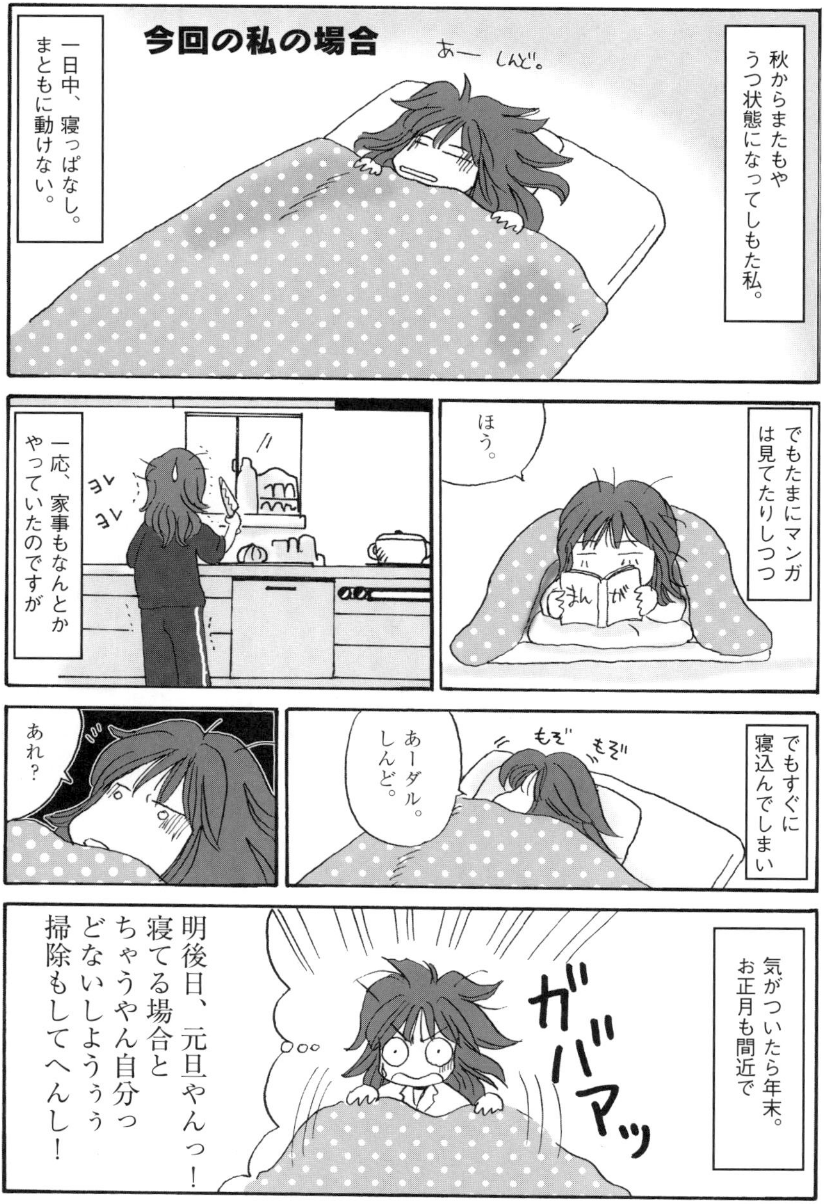
今回の私の場合
秋からまたもやうつ状態になってしもた私。
あー しんど。
一日中、寝っぱなし。まともに動けない。
でもたまにマンガは見てたりしつつ
ほう。
まんが
一応、家事もなんとかやっていたのですが
ヨレ
ヨレ
でもすぐに寝込んでしまい
もぞ もぞ
あーダル。しんど。
あれ？
気がついたら年末。お正月も間近で
ガバアッ
明後日、元旦やんっ！寝てる場合とちゃうやん自分っどないしようぅぅ掃除もしてへんし！

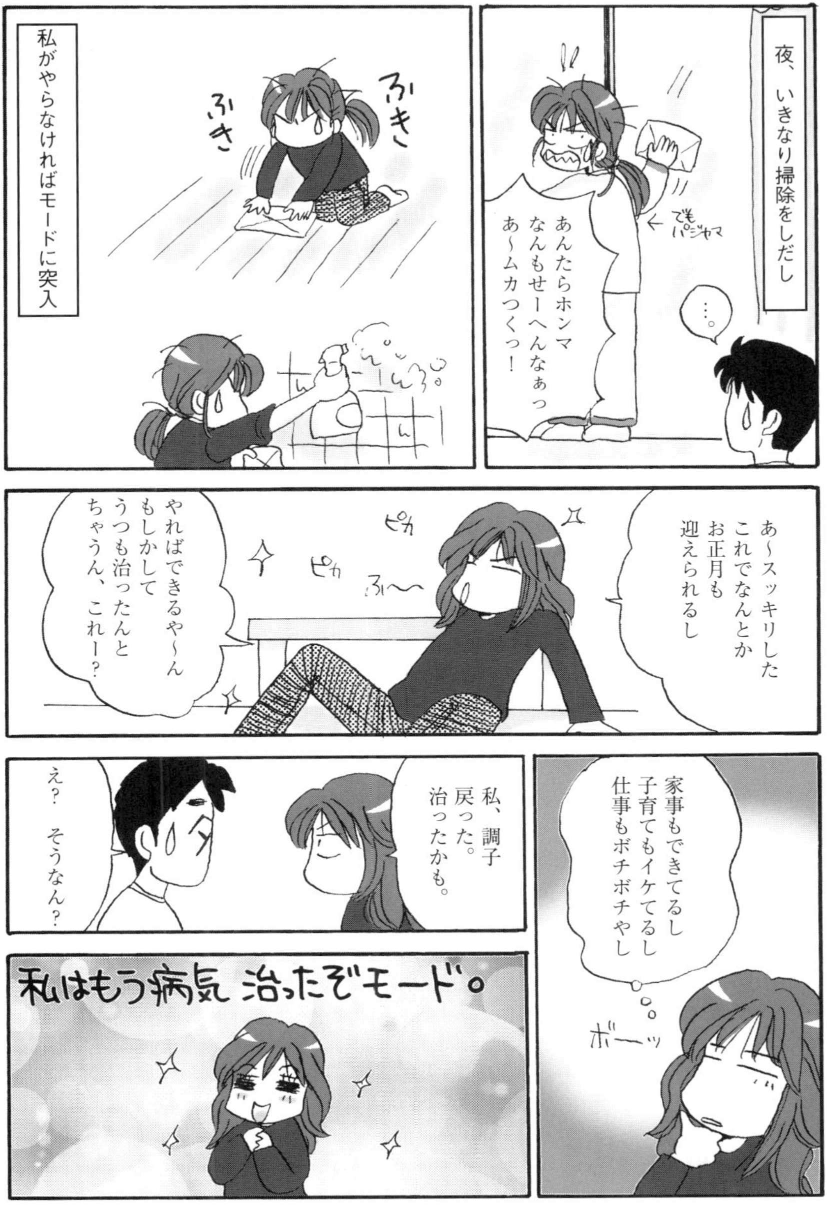
夜、いきなり掃除をしだし
あんたらホンマ
なんもせーへんなぁっ
あ～ムカつくっ！
でもパジャマ
…。
私がやらなければモードに突入
ふき
ふき
あ～スッキリした
これでなんとか
お正月も
迎えられるし
ピカ
ピカ
ふ～
やればできるや～ん
もしかして
うつも治ったんと
ちゃうん、これー？
家事もできてるし
子育てもイケてるし
仕事もボチボチやし
ボーッ
私、調子
戻った。
治ったかも。
え？　そうなん？
私はもう病気 治ったぞモード。

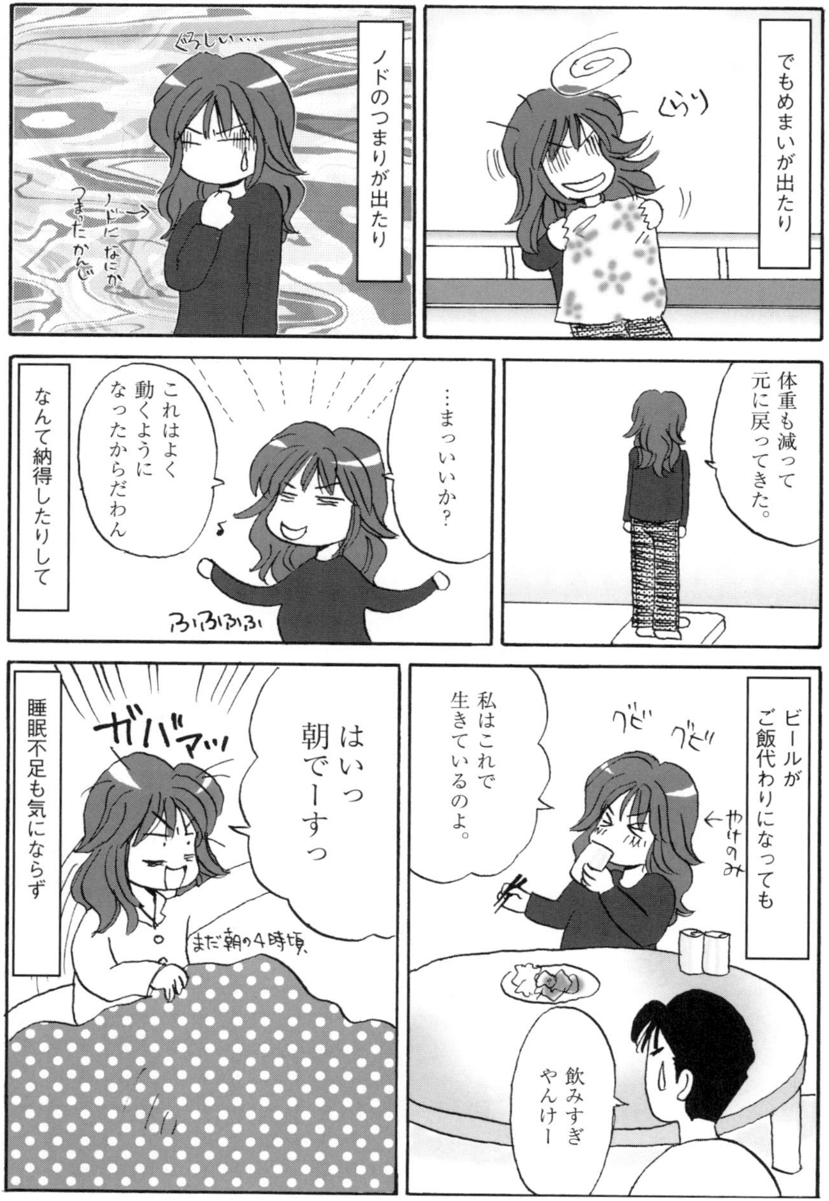
でもめまいが出たり
ぐらり
ノドのつまりが出たり
ぐるしい……
ノドになにかつまったかんじ
体重も減って元に戻ってきた。
…まっいいか？
これはよく動くようになったからだわん
ふふふふ
なんて納得したりして
ビールがご飯代わりになっても
グビ グビ
やけのみ
私はこれで生きているのよ。
飲みすぎやんけー
睡眠不足も気にならず
ガバアッ
はいっ朝でーすっ
まだ朝の４時頃

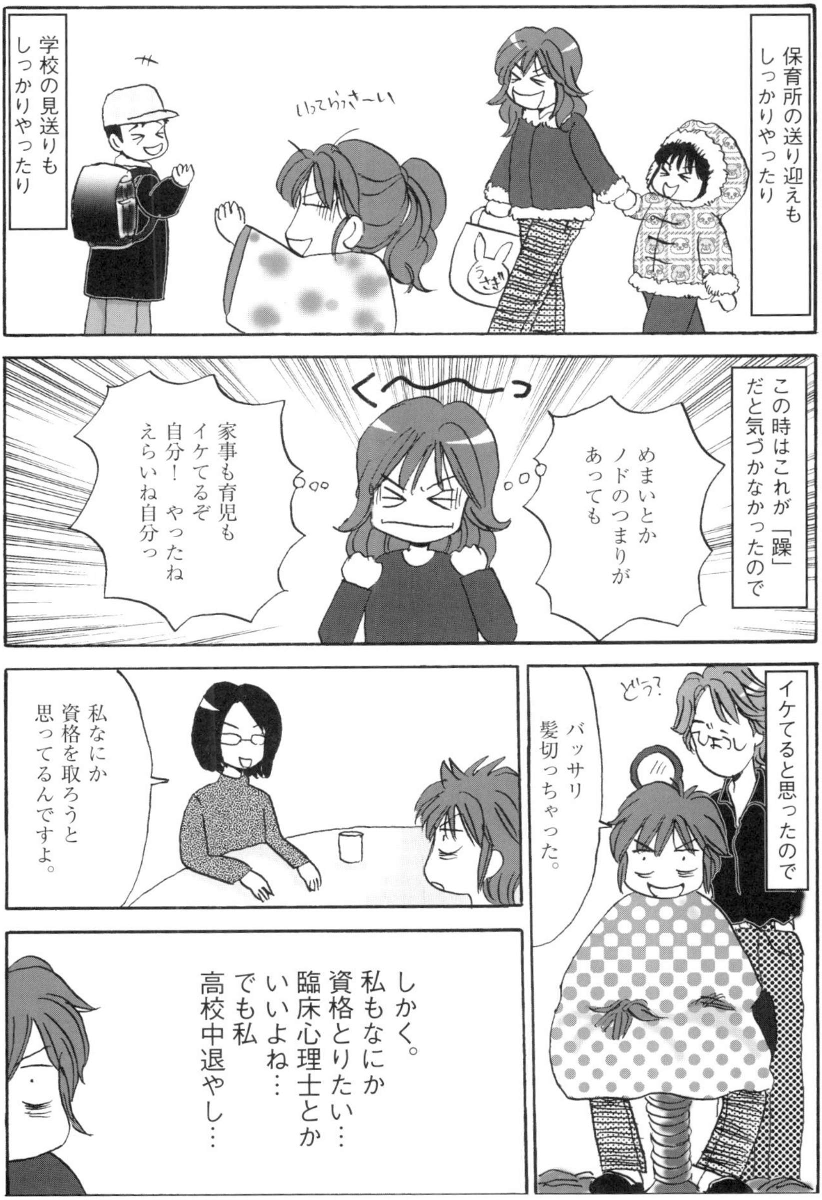
保育所の送り迎えも
しっかりやったり
いってらっさ〜い
学校の見送りも
しっかりやったり
うさぎ
この時はこれが「躁」
だと気づかなかったので
く〜〜〜っ
めまいとか
ノドのつまりが
あっても
家事も育児も
イケてるぞ
自分！　やったね
えらいね自分っ
イケてると思ったので
どう？
バッサリ
髪切っちゃった。
私なにか
資格を取ろうと
思ってるんですよ。
しかく。
私もなにか
資格とりたい…
臨床心理士とか
いいよね…
でも私
高校中退やし…

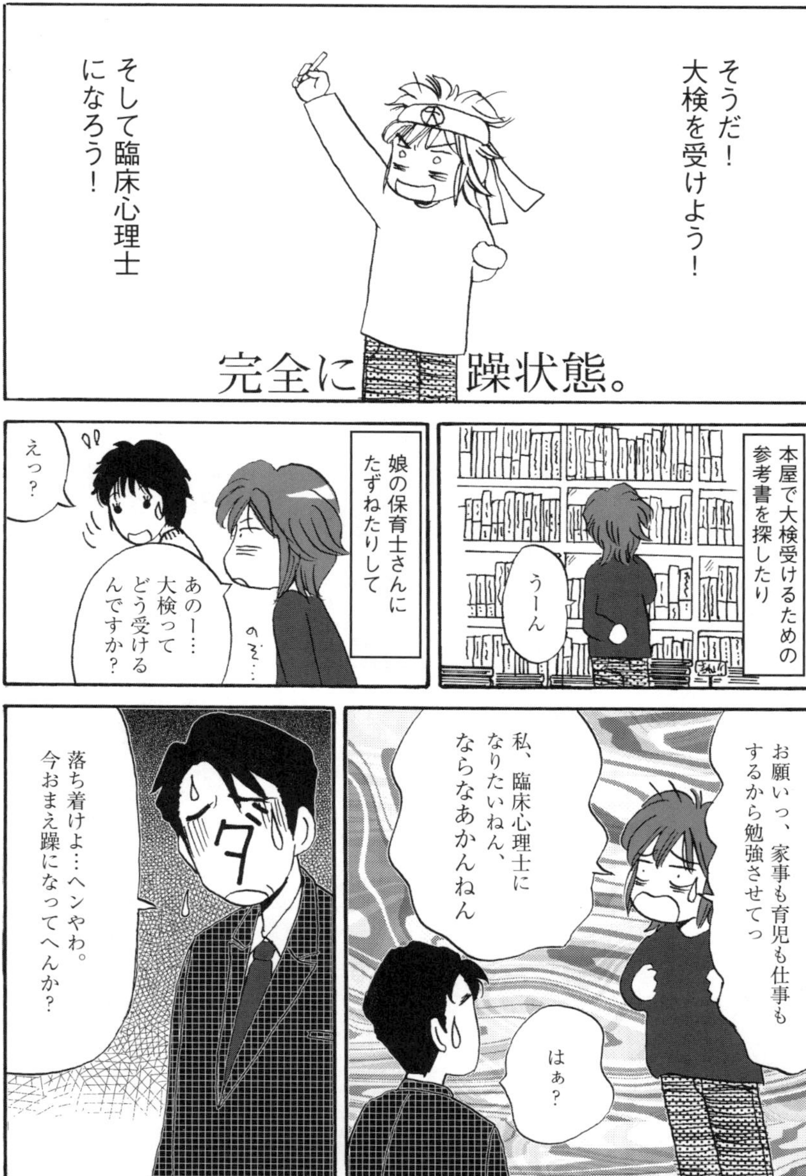
そうだ！
大検を受けよう！
そして臨床心理士になろう！
完全に躁状態。
本屋で大検受けるための参考書を探したり
うーん
娘の保育士さんにたずねたりして
あのー…大検ってどう受けるんですか？
えっ？
お願いっ、家事も育児も仕事もするから勉強させてっ
私、臨床心理士になりたいねん、ならなあかんねん
はぁ？
落ち着けよ…ヘンやわ。今おまえ躁になってへんか？

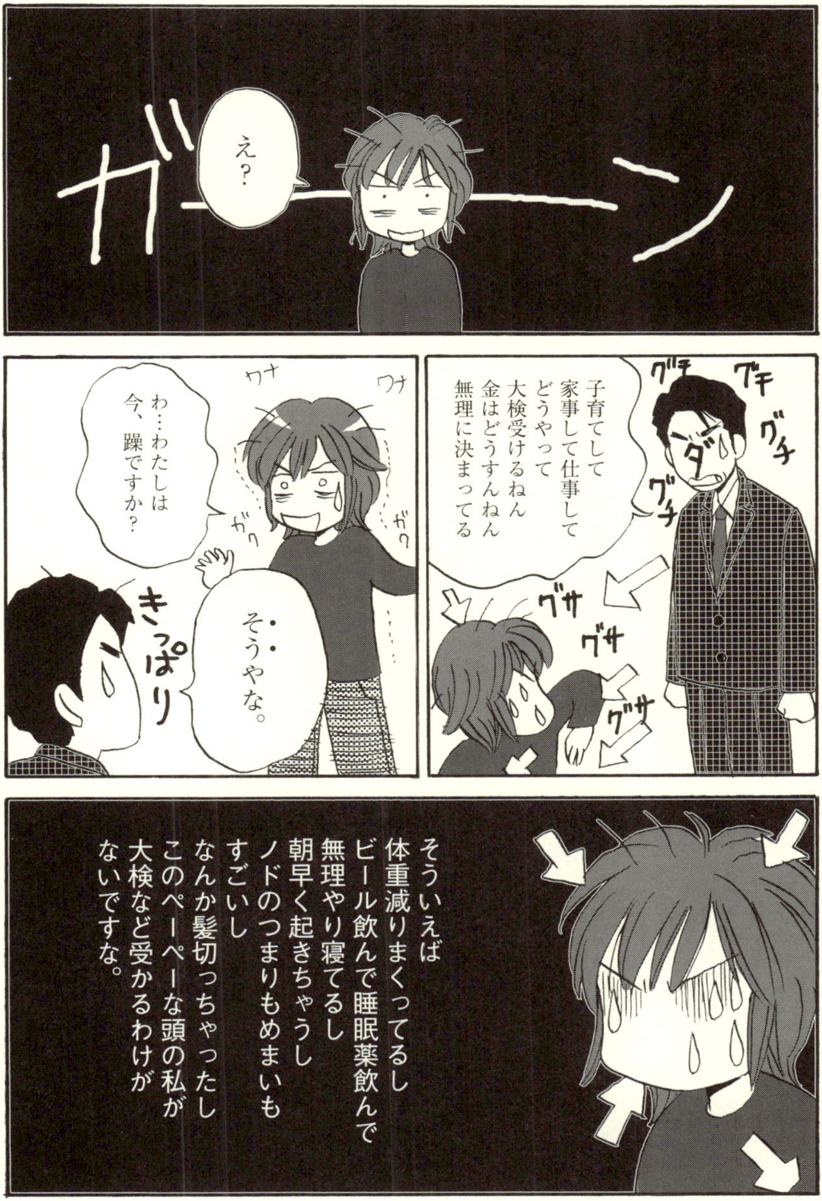
ガーーーン
え？
グチ
グチ
グチ
グチ
子育てして家事して仕事してどうやって大検受けるねん金はどうすんねん無理に決まってる
ダ
グサ
グサ
グサ
ワナ
ワナ
わ…わたしは今、躁ですか？
ガク
ガク
きっぱり
・・そうやな。
そういえば体重減りまくってるしビール飲んで睡眠薬飲んで無理やり寝てるし朝早く起きちゃうしノドのつまりもめまいもすごいしなんか髪切っちゃったしこのぺーぺーな頭の私が大検など受かるわけがないですな。

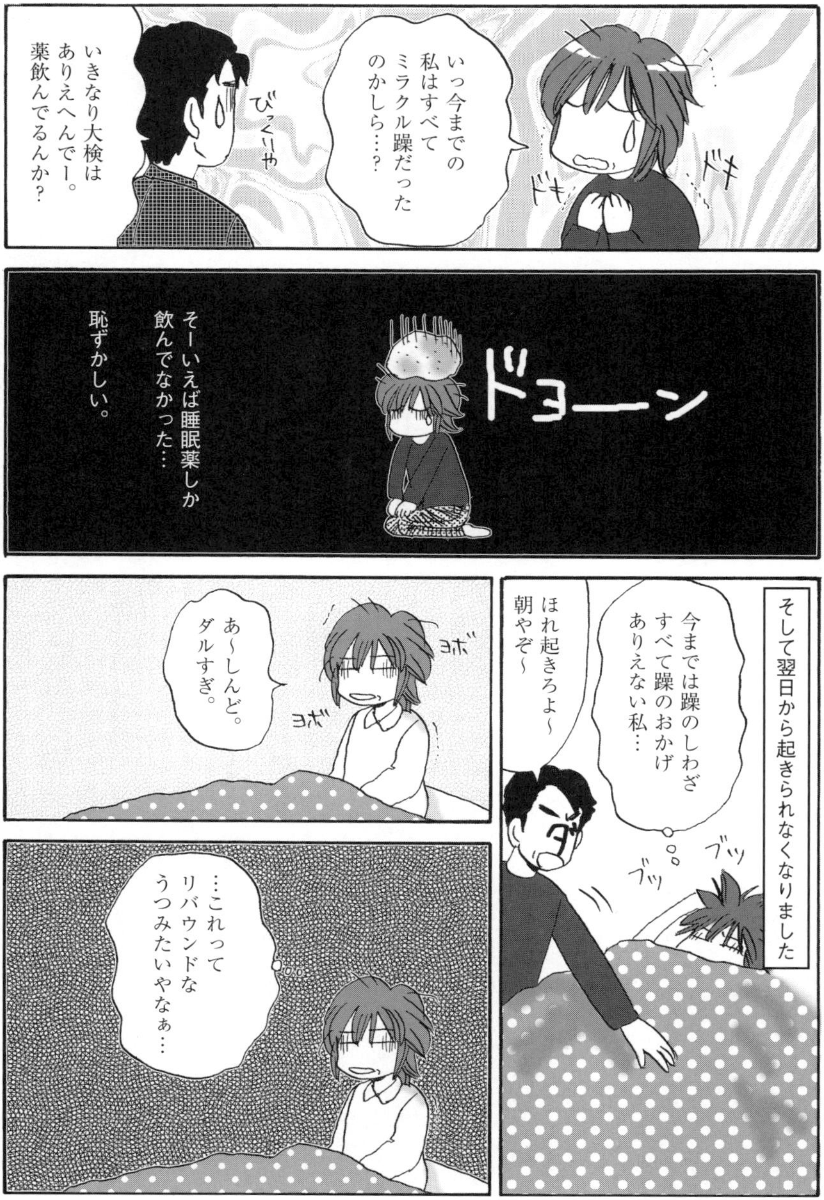
ドキドキ
いっ今までの私はすべてミラクル躁だったのかしら…？
びっくりや
いきなり大検はありえへんでー。薬飲んでるんか？
ドヨーン
そーいえば睡眠薬しか飲んでなかった…
恥ずかしい。
そして翌日から起きられなくなりました
今までは躁のしわざ
すべて躁のおかげ
ありえない私…
ほれ起きろよ～朝やぞ～
ブツブツ
ヨボヨボ
あ～しんど。ダルすぎ。
…これってリバウンドなうつみたいやなぁ…

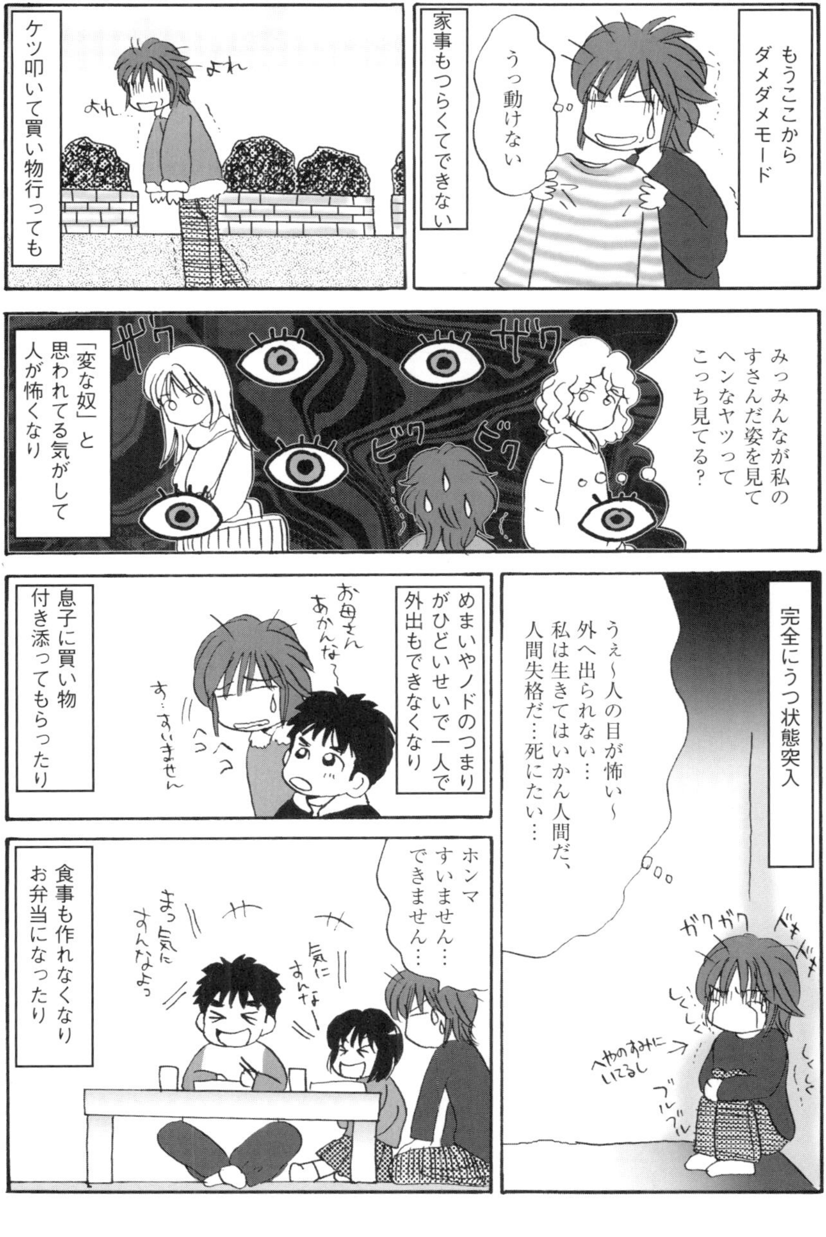

もうここから
ダメダメモード
うっ動けない
家事もつらくてできない
よれ
よれ
ケツ叩いて買い物行っても
みっみんなが私の
すさんだ姿を見て
ヘンなヤツって
こっち見てる？
ザワ
ザワ
ビク
ビク
「変な奴」と
思われてる気がして
人が怖くなり
完全にうつ状態突入
うぇ〜人の目が怖い〜
外へ出られない…
私は生きてはいかん人間だ、
人間失格だ…死にたい…
ガクガク
ドキドキ
しくしく
しくしく
へやのすみにいてるし
ブルブル
めまいやノドのつまり
がひどいせいで一人で
外出もできなくなり
お母さん
あかんな〜
す…すいません
ヘコ
ヘコ
息子に買い物
付き添ってもらったり
ホンマ
すいません…
できません…
まっ気に
すんなよっ
気に
すんな〜
食事も作れなくなり
お弁当になったり

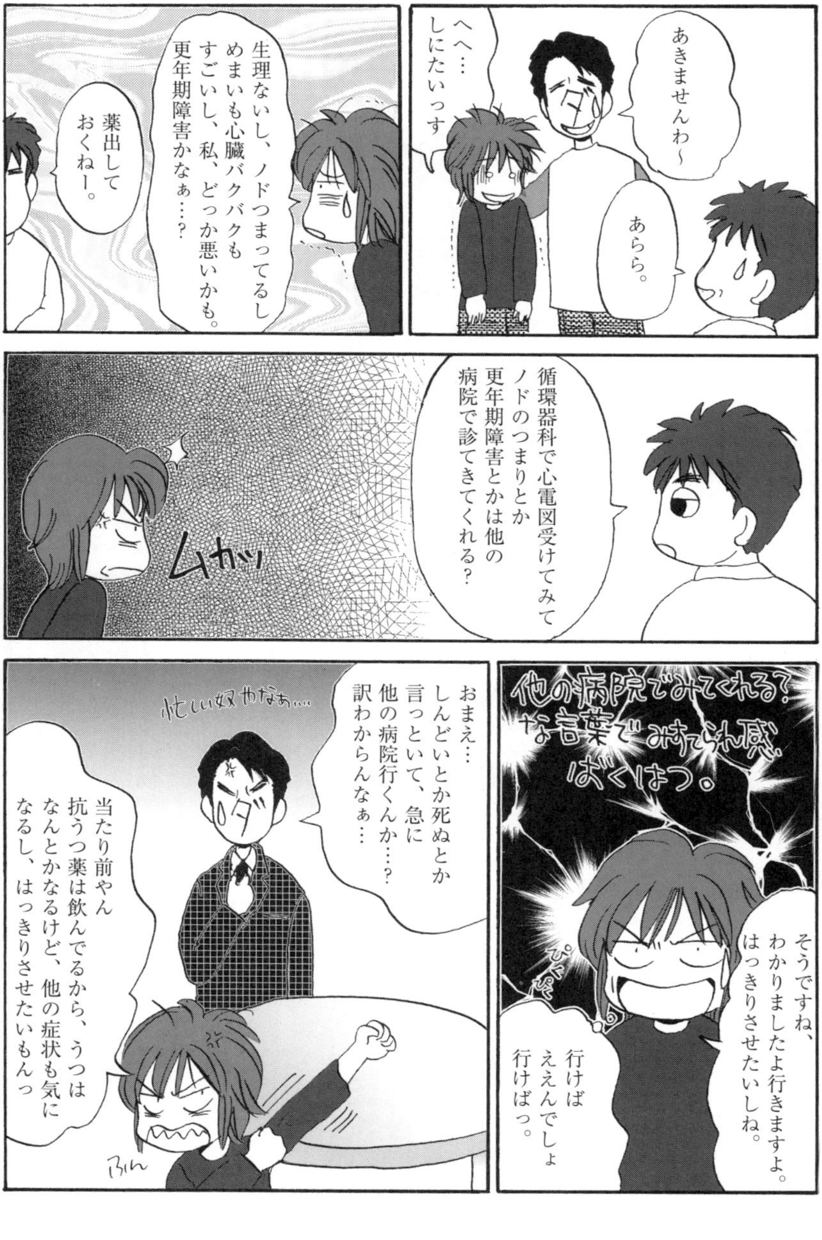
あきませんわ〜
あらら。
へへ…しにたいっす
生理ないし、ノドつまってるしめまいも心臓バクバクもすごいし、私、どっか悪いかも。更年期障害かなぁ…？
薬出しておくねー。
循環器科で心電図受けてみてノドのつまりとか更年期障害とかは他の病院で診てきてくれる？
ムカッ
他の病院でみてくれる？な言葉でみすてられ感ばくはつ。
そうですね、わかりましたよ行きますよ。はっきりさせたいしね。
ぴくぴく
行けばええんでしょ行けばっ。
おまえ…しんどいとか死ぬとか言っといて、急に他の病院行くんか…？訳わからんなぁ…
忙しい奴やなぁ…
当たり前やん抗うつ薬は飲んでるから、うつはなんとかなるけど、他の症状も気になるし、はっきりさせたいもんっ
ふん

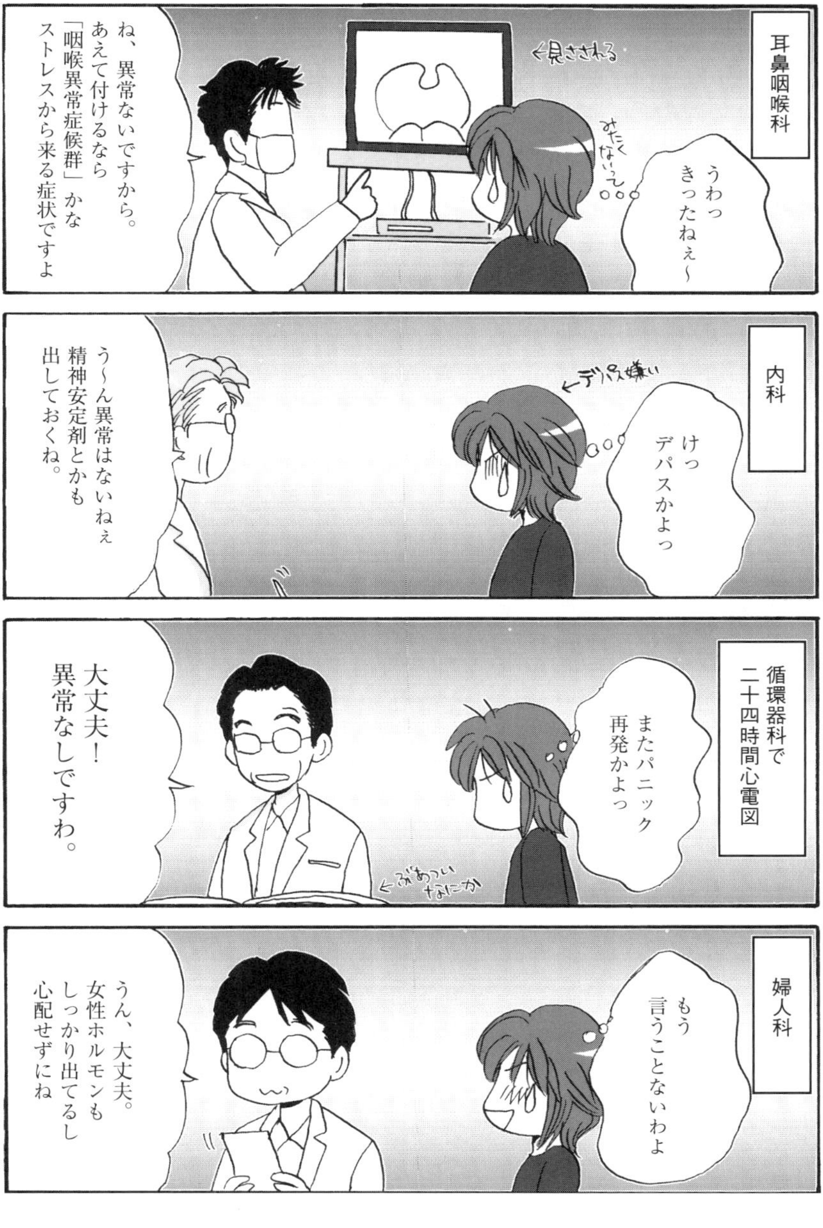
耳鼻咽喉科
うわっ きったねぇ〜
みたくないってぇ
←見させれる
ね、異常ないですから。あえて付けるなら「咽喉異常症候群」かなストレスから来る症状ですよ
内科
けっ デパスかよっ
←デパス嫌い
う〜ん異常はないねぇ 精神安定剤とかも出しておくね。
循環器科で二十四時間心電図
またパニック再発かよっ
←ぶあつい なにか
大丈夫！異常なしですわ。
婦人科
もう 言うことないわよ
うん、大丈夫。女性ホルモンもしっかり出てるし心配せずにね

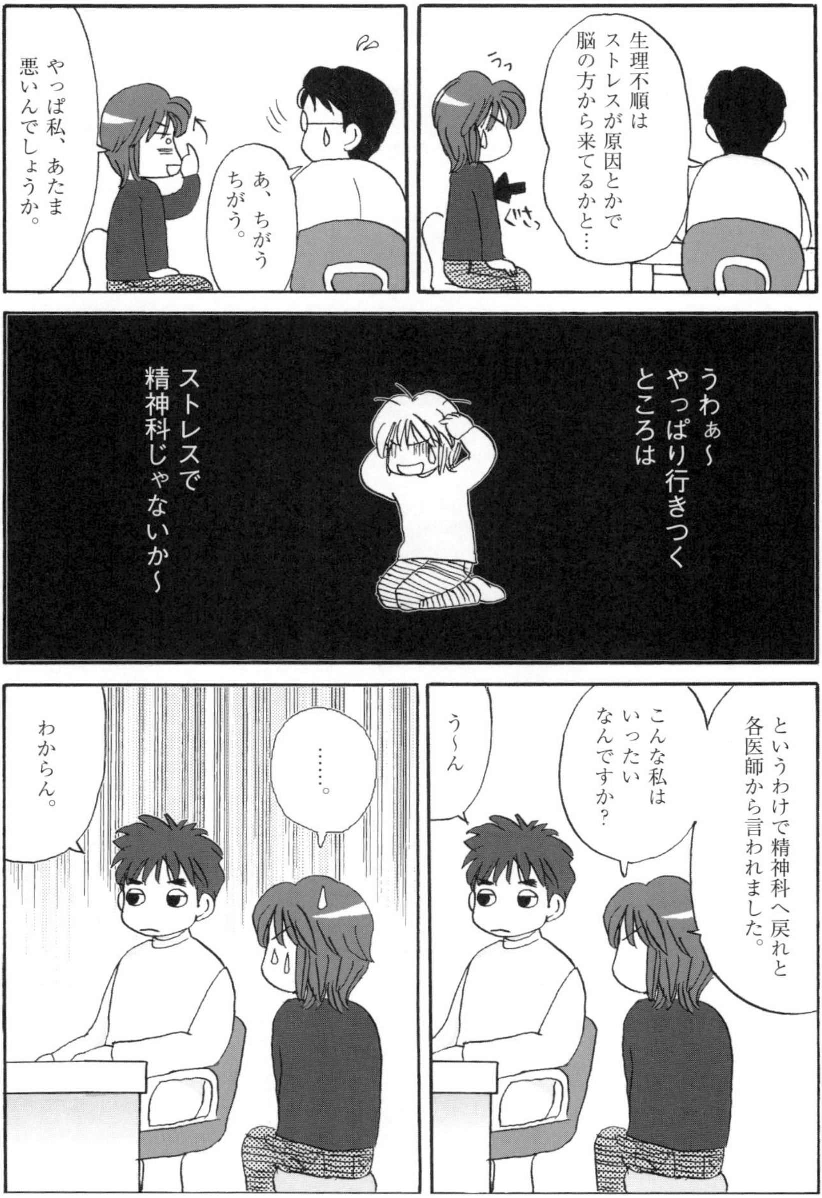
生理不順は
ストレスが原因とかで
脳の方から来てるかと…
うっ
ぐさっ
やっぱ私、あたま
悪いんでしょうか。
あ、ちがう
ちがう。
うわぁ〜
やっぱり行きつく
ところは
ストレスで
精神科じゃないか〜
というわけで精神科へ戻れと
各医師から言われました。
こんな私は
いったい
なんですか?
う〜ん
……。
わからん。

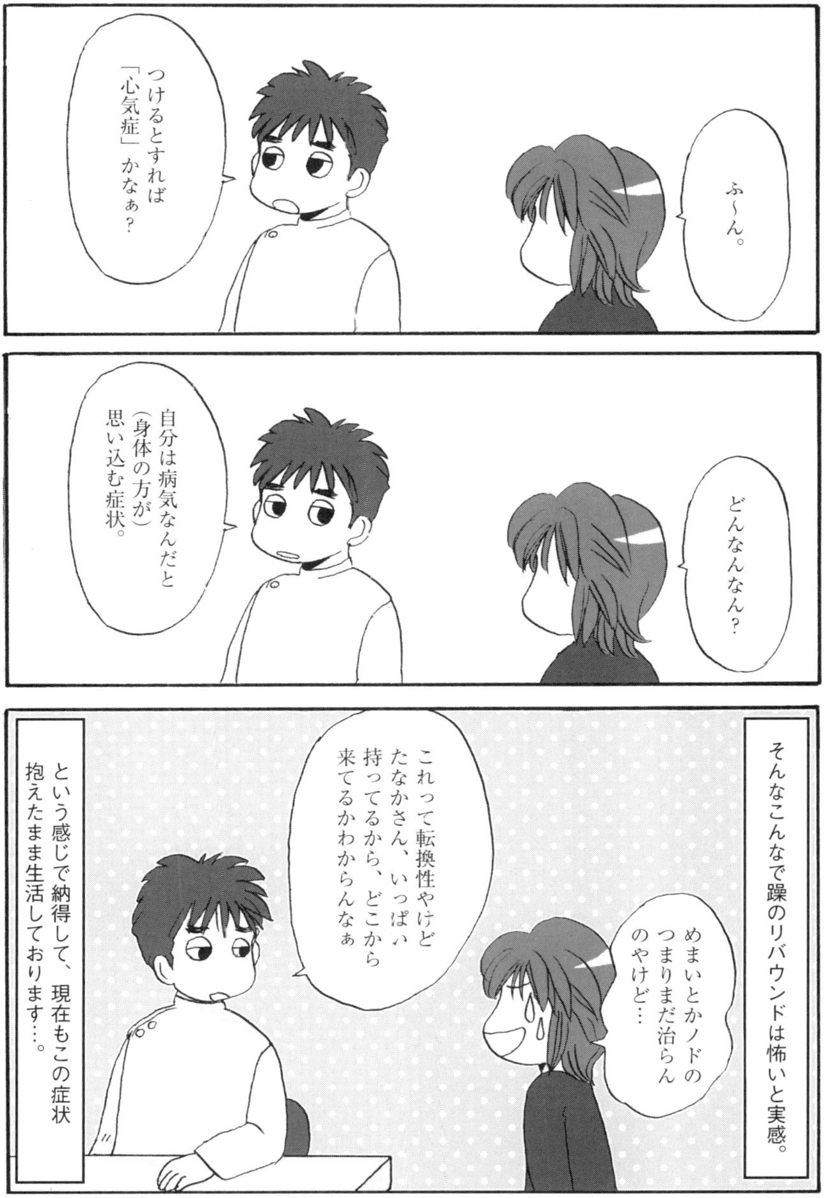
ふ〜ん。
つけるとすれば「心気症」かなぁ？
どんなんなん？
自分は病気なんだと（身体の方が）思い込む症状。
そんなこんなで躁のリバウンドは怖いと実感。
めまいとかノドのつまりまだ治らんのやけど…
これって転換性やけどたなかさん、いっぱい持ってるから、どこから来てるかわからんなぁ
という感じで納得して、現在もこの症状抱えたまま生活しております…。

◎双極性障害（躁うつ病）簡単講座◎

躁うつ病とゆー病名は古いらしく、実は現在の正式名は「双極性障害」と言いまして、気分障害の領域に入ります（「うつ病性障害（うつ病）」もその仲間です）。

「双極性障害（躁うつ病）」は私の知る範囲では、Ⅰ型、Ⅱ型とか色々あるよーです。Ⅰ型は大きな躁状態とうつ状態が存在します。Ⅰ型は躁状態がキツくひどくなると幻覚なども出るようで、もちろん、うつ状態も伴います。なので「分裂感情障害（非定型精神病）」と診断される場合もあるみたいです。（統合失調症と双極性障害の間みたいなものですか？）ちなみに私の知人は躁がきつく幻覚をみるので「非定型精神病」と診断されてます。でも躁うつ病のⅠ型だったりもするんですよね。病名も診断する医師で変わるので「分裂感情障害」とも言われるし、ややこしいですね。

Ⅱ型は軽躁状態とうつ状態を繰り返す感じです。なのでこの病気の症状も、みなそれぞれ違うパターンだと思います。

また短い周期で躁うつを繰り返す人は「ラピッドサイクリング（急速交代型）」とゆー

そうです。ちなみに私もその急速交代型で、どうもI型に入るようで、ひどい時は一日にコロコロとテンションが上がったり下がったりするときもあります。

誤解されたくない部分は「躁や軽躁」はかなり元気で楽しそうに見えますが（時には怖い人やし）実はストレスが負担となり「躁」になってしまうことです。実際病気の人にとっては、とんでもない状態なのです。それからリバウンドで必ずやってくる「うつ状態」、これも病気の当事者にとっては大変な状態です。躁時がキツければキツいほどうつ状態が重くなることだってあります。希死念慮まで行くときは行きますからね。危ないんですよ。

うーん、近頃「うつ病性障害（うつ病）」が増加して、うつ病患者さんが薬物（抗うつ薬）で躁転しちゃって「双極性障害（躁うつ病）」に病名変更になったりするパターンも多いみたいなので、そろそろ「躁うつ病」も注目されてもいいと思ったりしてます。

また、躁うつ病やうつ病の種類には、「気分変調性障害」や「気分循環性障害」や「反復性うつ病」などなどあるようです。詳しいことはわかりませんが、「気分変調性障害」は軽うつ状態を繰り返す症状、「気分循環性障害」は軽躁と軽うつ状態を繰り返す症状、「反復性うつ病」はうつを繰り返す症状という感じでしょうか？

とにかくややこしいです。

どちらにしろ判断が微妙に難しい病気（種類）なので、こちらも的確に診断できる医師がもっと増えていただきたいと思っております。

第4章　家族（周り）の人との関係

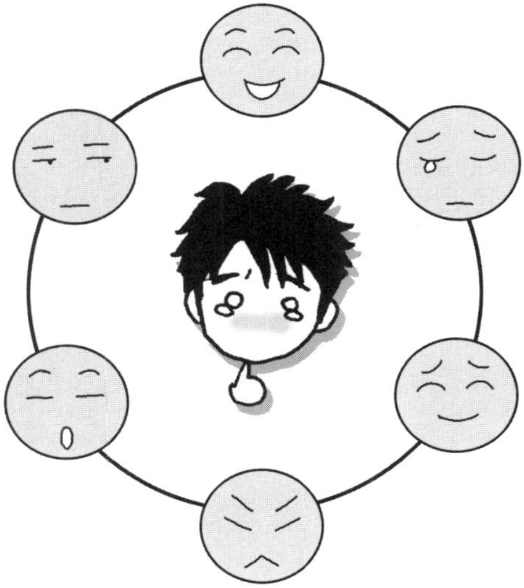

息子（12 歳）とのお付き合い

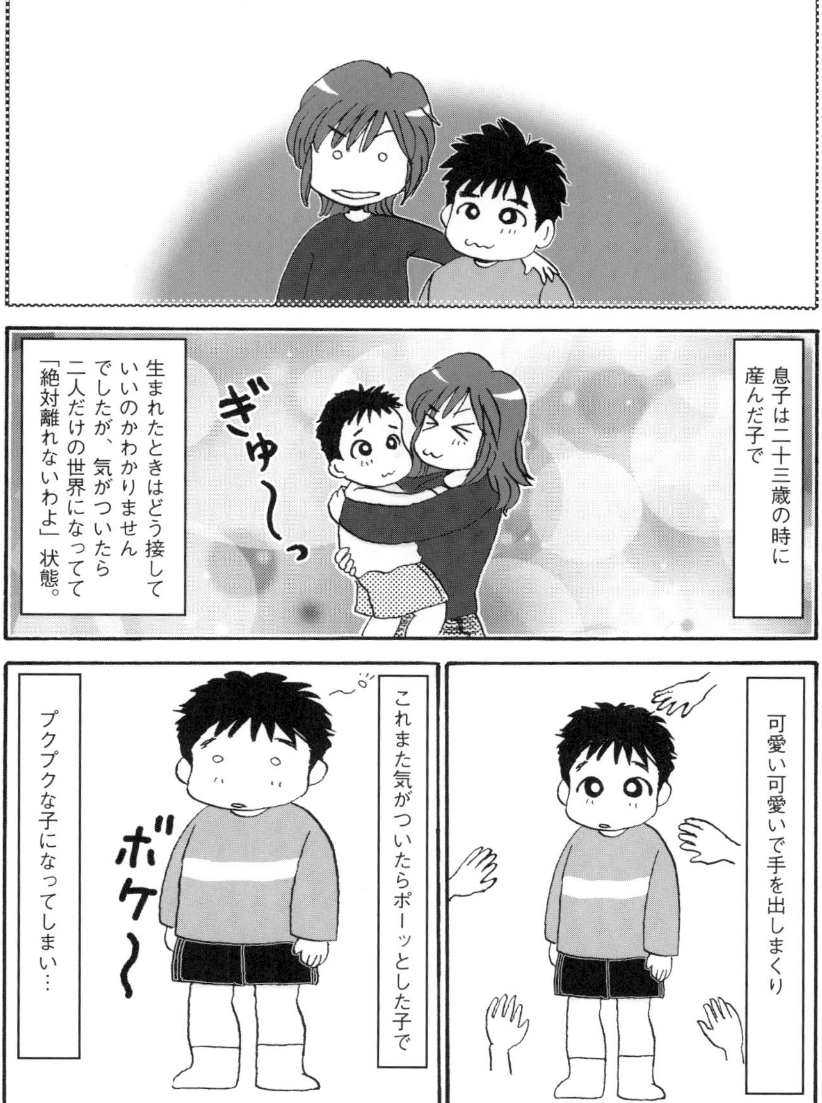
息子は二十三歳の時に産んだ子で
ぎゅ〜しっ
生まれたときはどう接していいのかわかりませんでしたが、気がついたら二人だけの世界になってて「絶対離れないわよ」状態。
可愛い可愛いで手を出しまくり
これまた気がついたらポーッとした子で
ボケ〜
プクプクな子になってしまい…

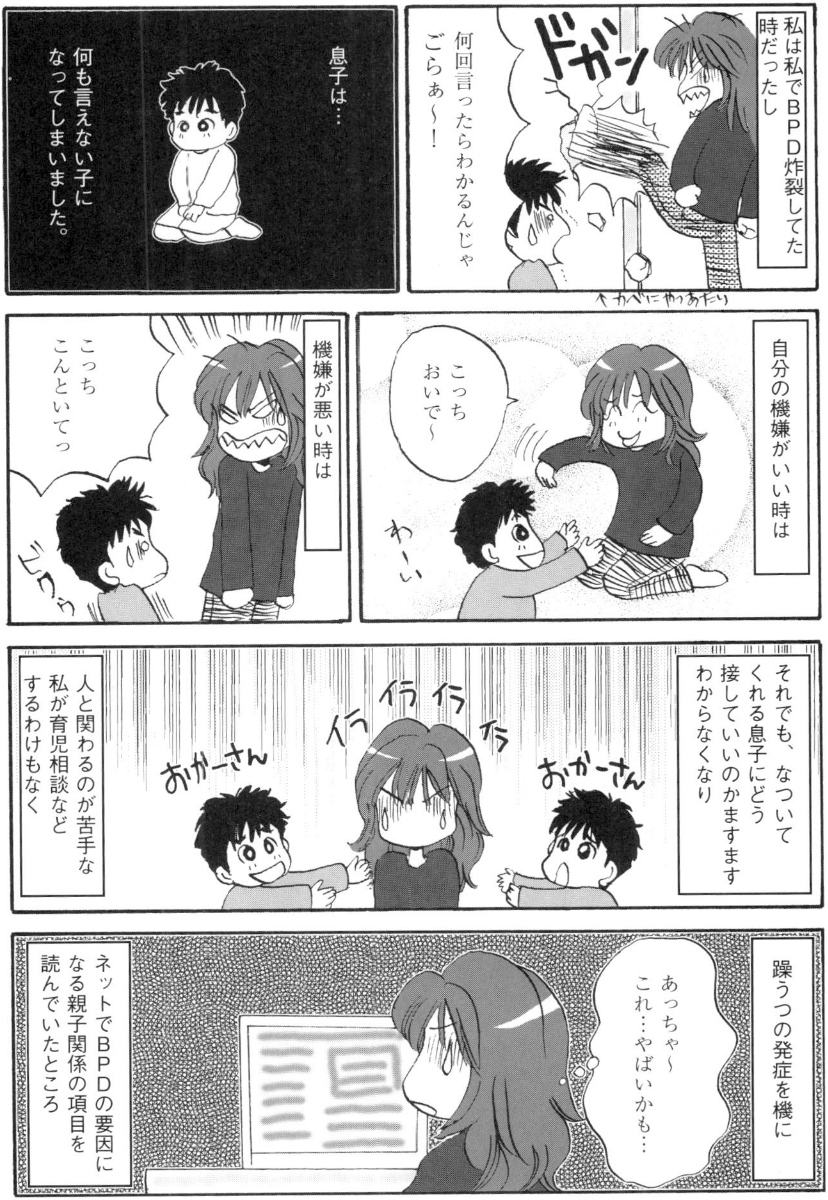
私は私でBPD炸裂してた時だったし
ドガン
何回言ったらわかるんじゃごらぁ〜！
↑かべにやつあたり
息子は…
何も言えない子になってしまいました。
自分の機嫌がいい時は
こっちおいで〜
わーい
機嫌が悪い時は
こっちこんといてっ
ビクゥ
それでも、なついてくれる息子にどう接していいのかますますわからなくなり
イラ イラ イラ イラ
おかーさん
おかーさん
人と関わるのが苦手な私が育児相談などするわけもなく
躁うつの発症を機に
あっちゃ〜 これ…やばいかも…
ネットでBPDの要因になる親子関係の項目を読んでいたところ

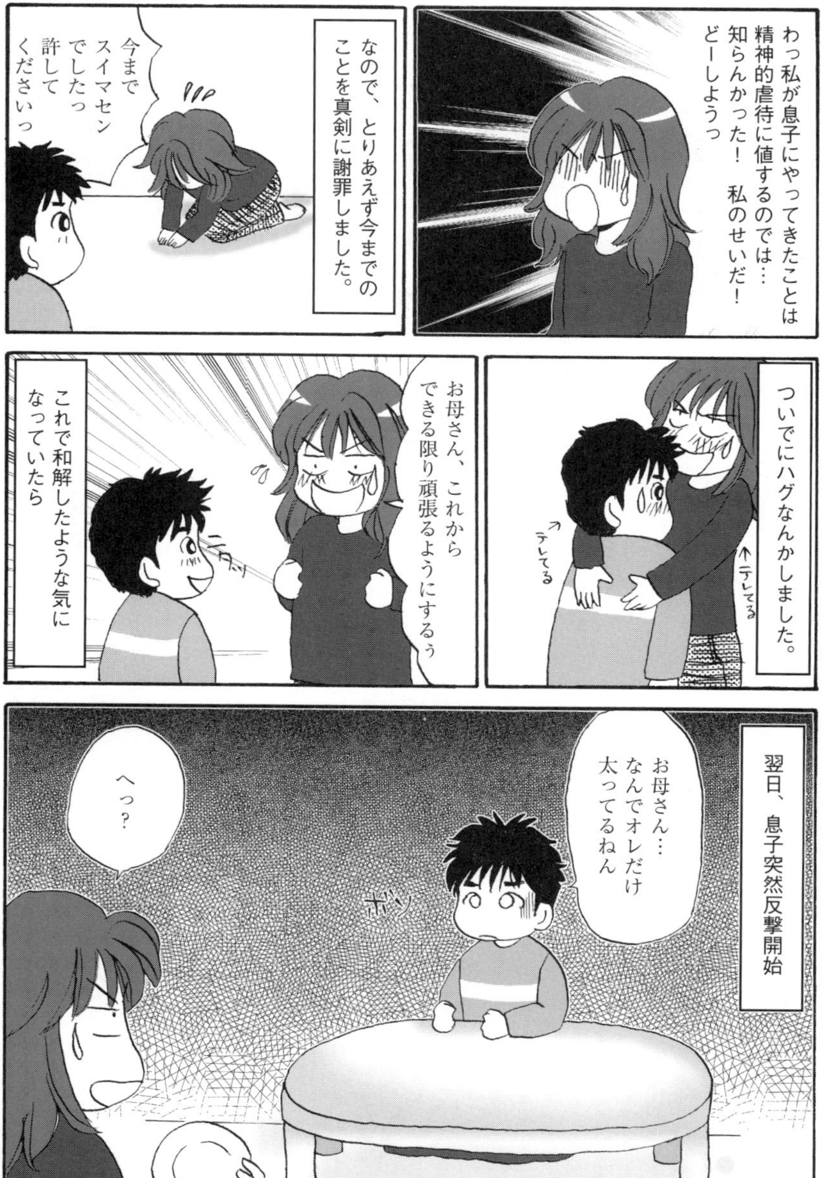
わっ私が息子にやってきたことは
精神的虐待に値するのでは…
知らんかった！　私のせいだ！
どーしようっ
なので、とりあえず今までのことを真剣に謝罪しました。
今まで
スイマセン
でしたっ
許して
くださいっ
ついでにハグなんかしました。
テレてる
テレてる
お母さん、これから
できる限り頑張るようにするぅ
これで和解したような気に
なっていたら
翌日、息子突然反撃開始
お母さん…
なんでオレだけ
太ってるねん
ボソ
へっ？

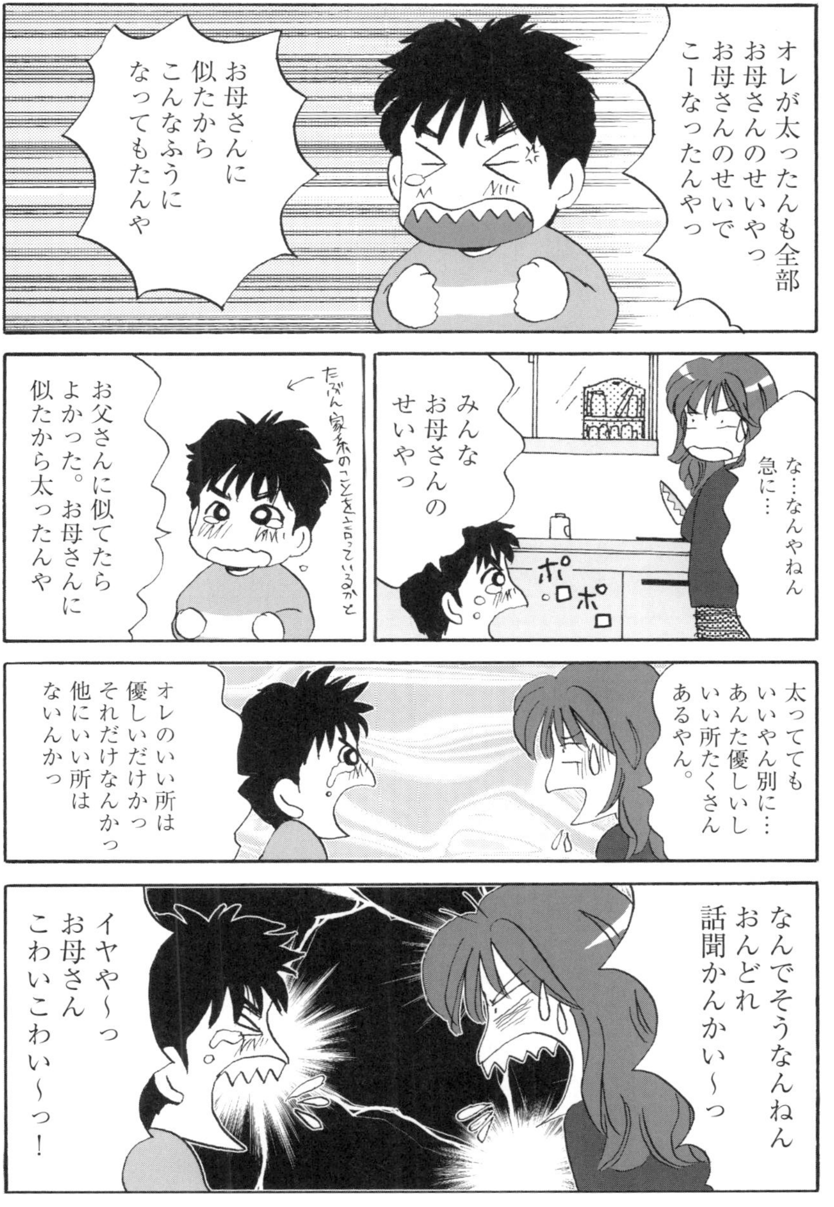
オレが太ったんも全部お母さんのせいやっお母さんのせいでこーなったんやっ
お母さんに似たからこんなふうになってもたんや
な…なんやねん急に…
みんなお母さんのせいやっ
ポロポロ
お父さんに似てたらよかった。お母さんに似たから太ったんや
たぶん家系のことを言っているかと
太っててもいいやん別に…あんた優しいしいい所たくさんあるやん。
オレのいい所は優しいだけかっそれだけなんかっ他にいい所はないんかっ
なんでそうなんねんおんどれ話聞かんかい～っ
イヤや～っお母さんこわいこわい～っ！

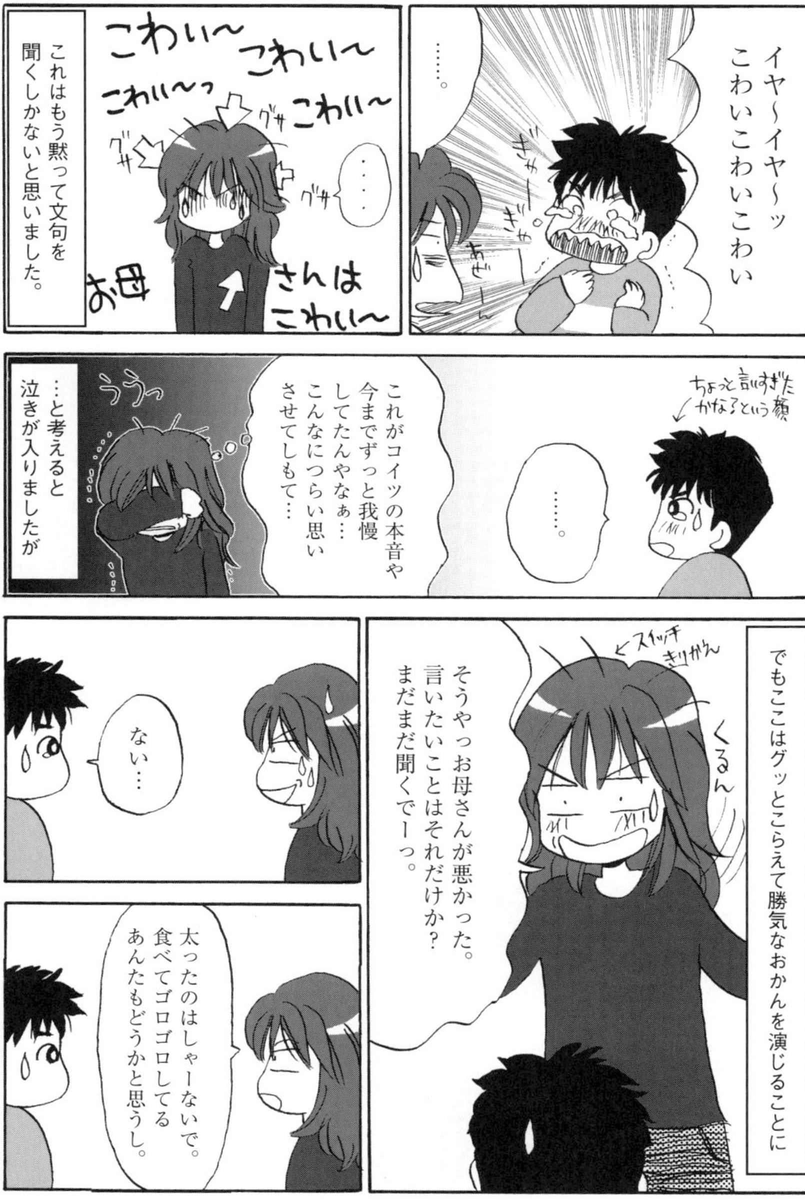
イヤ〜イヤ〜ッ
こわいこわいこわいこわい
……。
ぎゃーぎゃー
あぜーん
これはもう黙って文句を聞くしかないと思いました。
こわい〜
こわい〜
こわい〜っ
グサ
グサ
グサ
こわい〜
……
お母さんはこわい〜
ちょっと言いすぎたかな？という顔
……。
これがコイツの本音や今までずっと我慢してたんやなぁ…こんなにつらい思いさせてしもて…
ううっ
…と考えると泣きが入りましたが
でもここはグッとこらえて勝気なおかんを演じることに
←スイッチきりかえ
くるん
そうやっお母さんが悪かった。言いたいことはそれだけか？まだまだ聞くでーっ。
ない…
太ったのはしゃーないで。食べてゴロゴロしてるあんたもどうかと思うし。

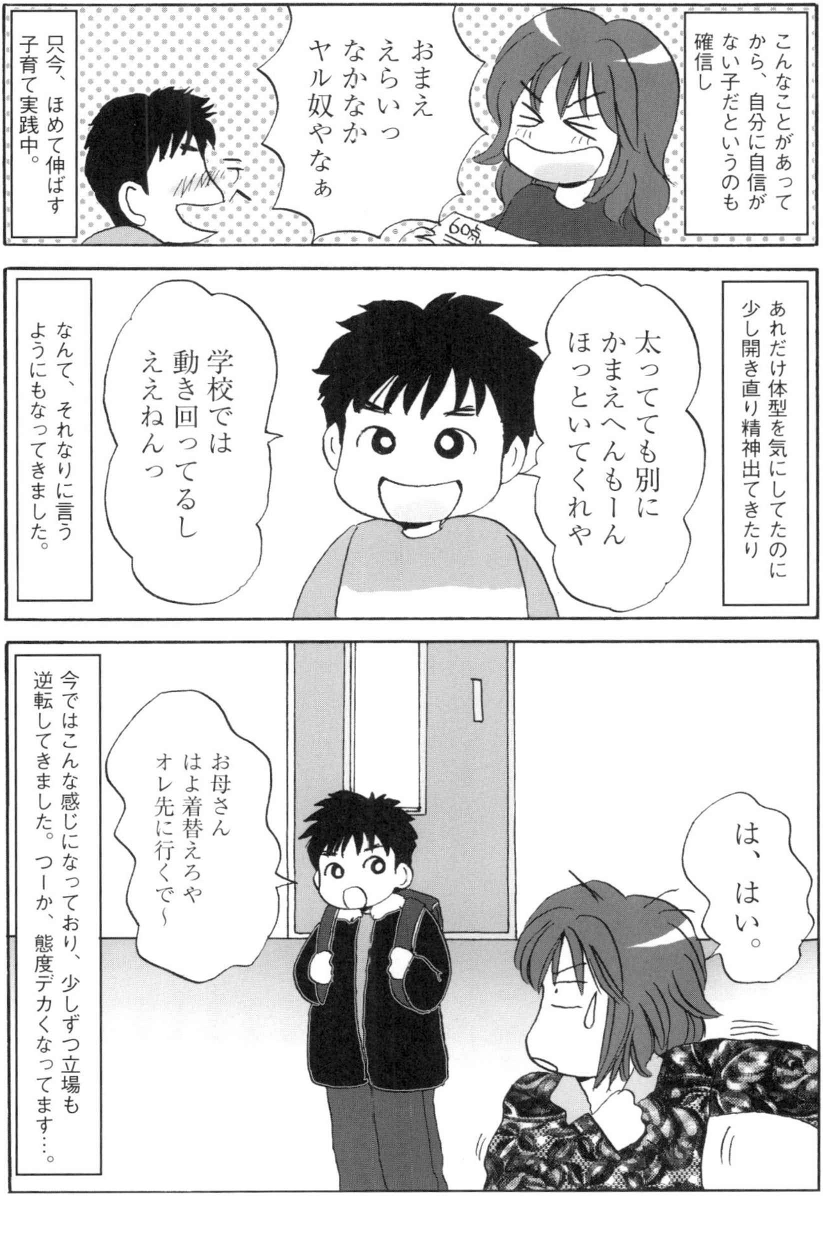
こんなことがあってから、自分に自信がない子だというのも確信し
おまええらいっなかなかヤル奴やなぁ
テヘ
60点
只今、ほめて伸ばす子育て実践中。
あれだけ体型を気にしてたのに少し開き直り精神出てきたり
太ってても別にかまえへんもーんほっといてくれや
学校では動き回ってるしええねんっ
なんて、それなりに言うようにもなってきました。
は、はい。
お母さんはよ着替えろやオレ先に行くで～
今ではこんな感じになっており、少しずつ立場も逆転してきました。つーか、態度デカくなってます…。

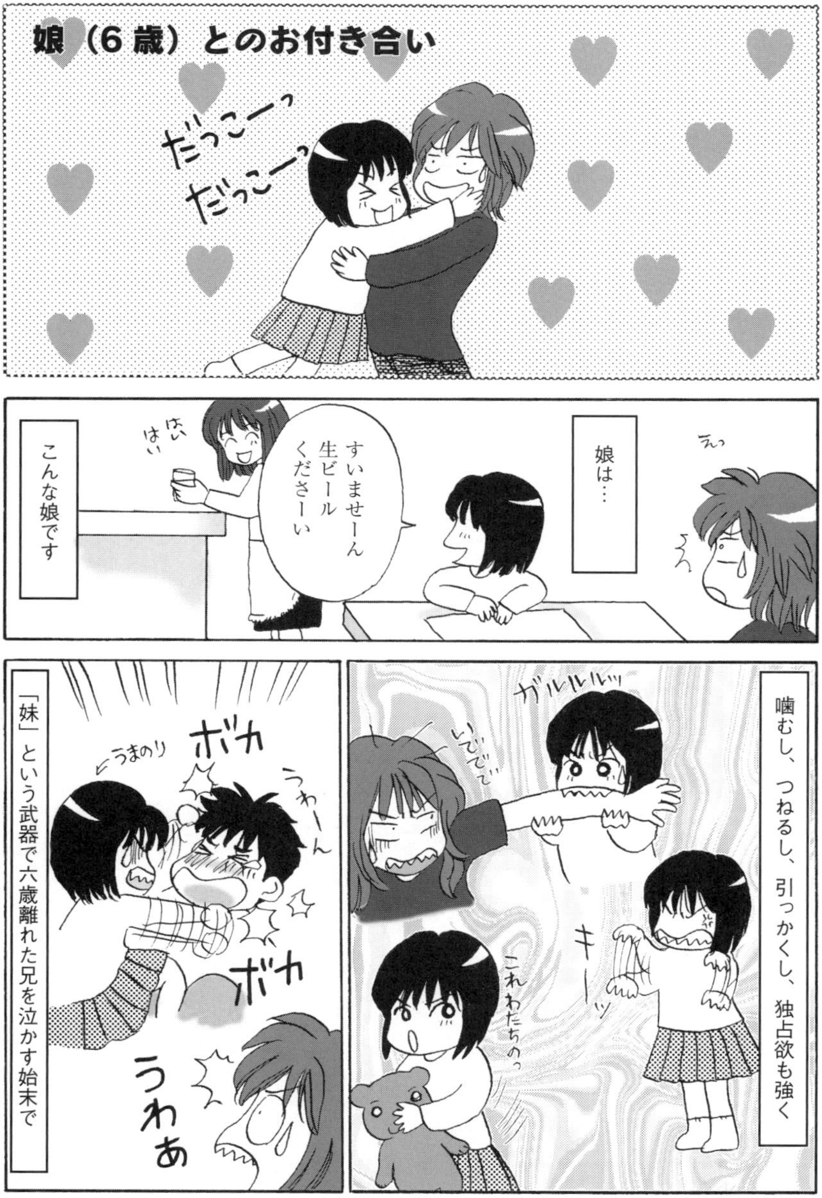
娘（6歳）とのお付き合い
だっこーっ
だっこーっ
えっ
娘は…
すいませーん 生ビール くださーい
はいはい
こんな娘です
噛むし、つねるし、引っかくし、独占欲も強く
ガルルルッ
いでででで
キーッ
これわたちのっ
「妹」という武器で六歳離れた兄を泣かす始末で
←うまのり
ボカ
うわーん
ボカ
うわあ

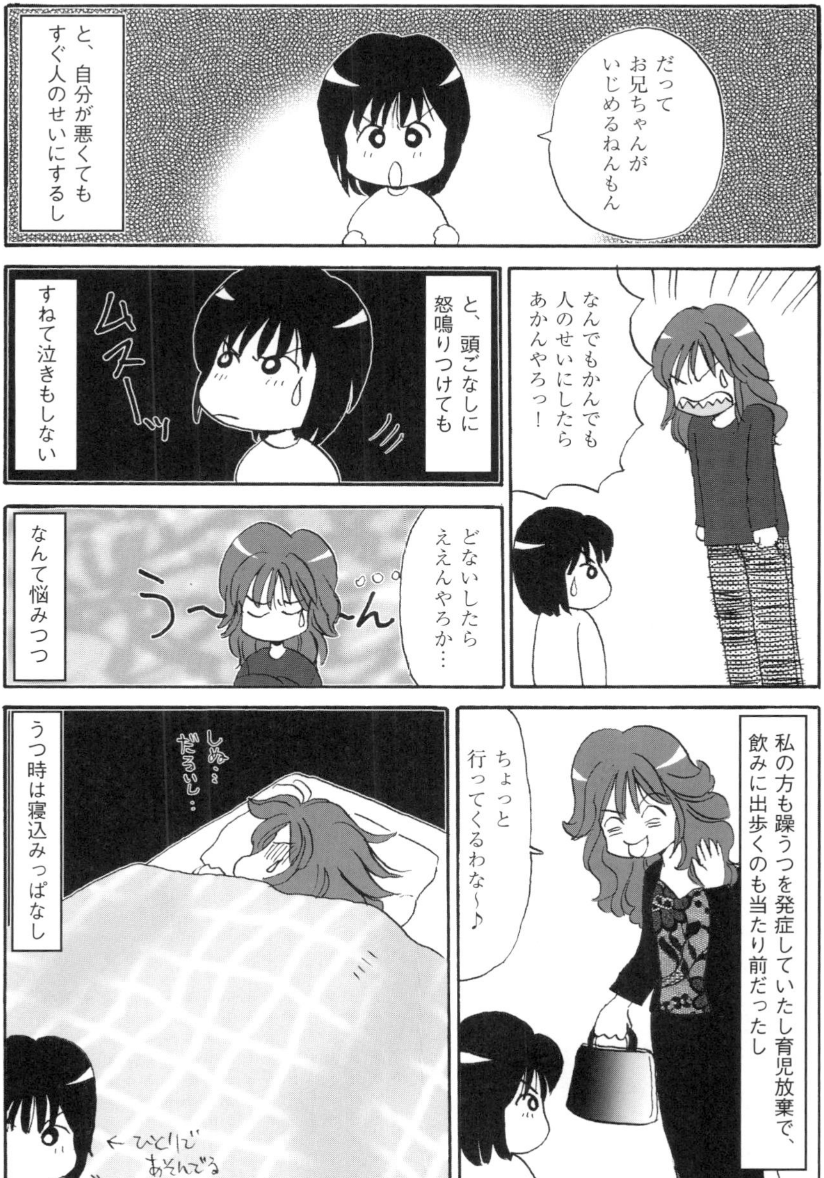
だって
お兄ちゃんが
いじめるねんもん
と、自分が悪くても
すぐ人のせいにするし
なんでもかんでも
人のせいにしたら
あかんやろっ！
と、頭ごなしに
怒鳴りつけても
ムスーーッ
すねて泣きもしない
どないしたら
ええんやろか…
う〜〜ん
なんて悩みつつ
私の方も躁うつを発症していたし育児放棄で、
飲みに出歩くのも当たり前だったし
ちょっと
行ってくるわな〜♪
しぬ…
だるいし…
うつ時は寝込みっぱなし
← ひとりで
あそんでる

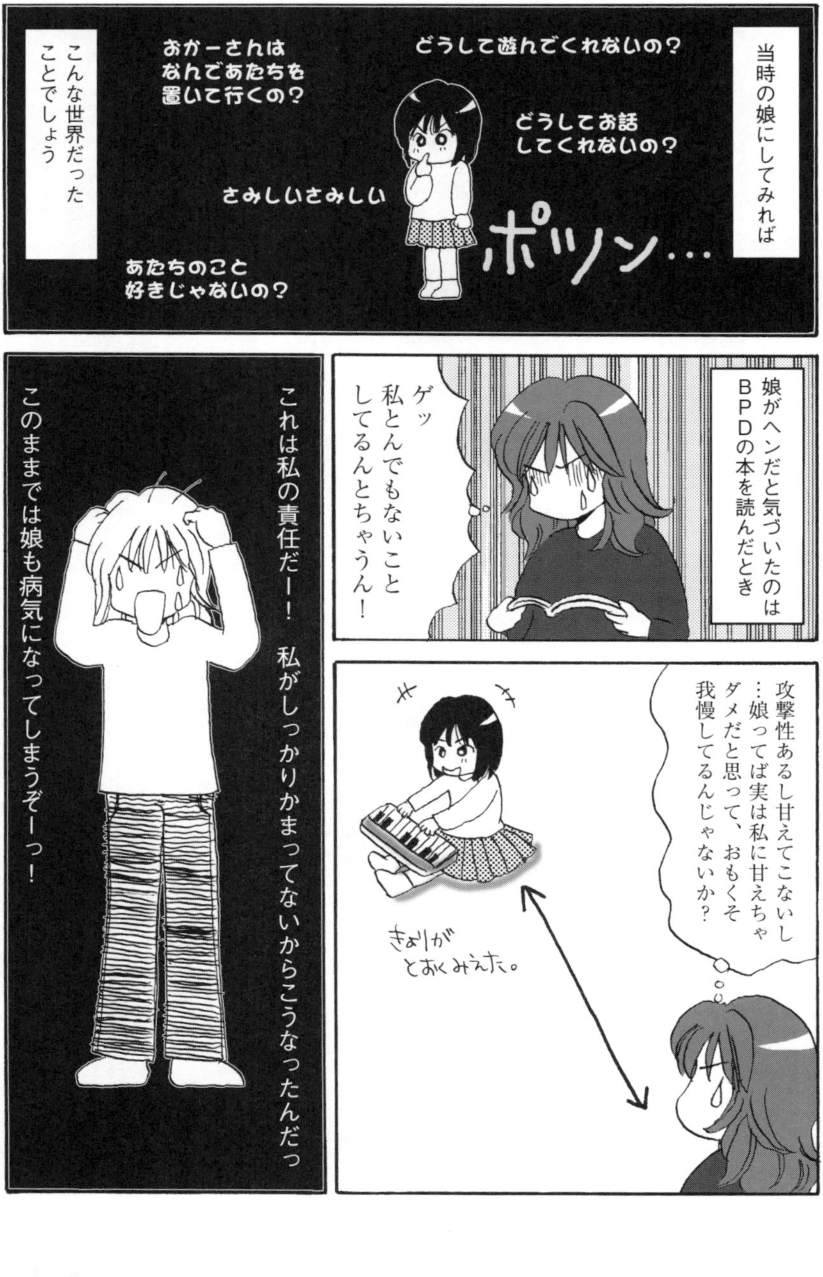
当時の娘にしてみれば
どうして遊んでくれないの？
どうしてお話してくれないの？
おかーさんはなんであたちを置いて行くの？
さみしいさみしい
ポツン…
あたちのこと好きじゃないの？
こんな世界だったことでしょう
娘がヘンだと気づいたのはBPDの本を読んだとき
ゲッ 私とんでもないことしてるんとちゃうん！
攻撃性あるし甘えてこないし…娘ってば実は私に甘えちゃダメだと思って、おもくそ我慢してるんじゃないか？
きょりがとおくみえた。
これは私の責任だー！ 私がしっかりかまってないからこうなったんだっ
このままでは娘も病気になってしまうぞーっ！

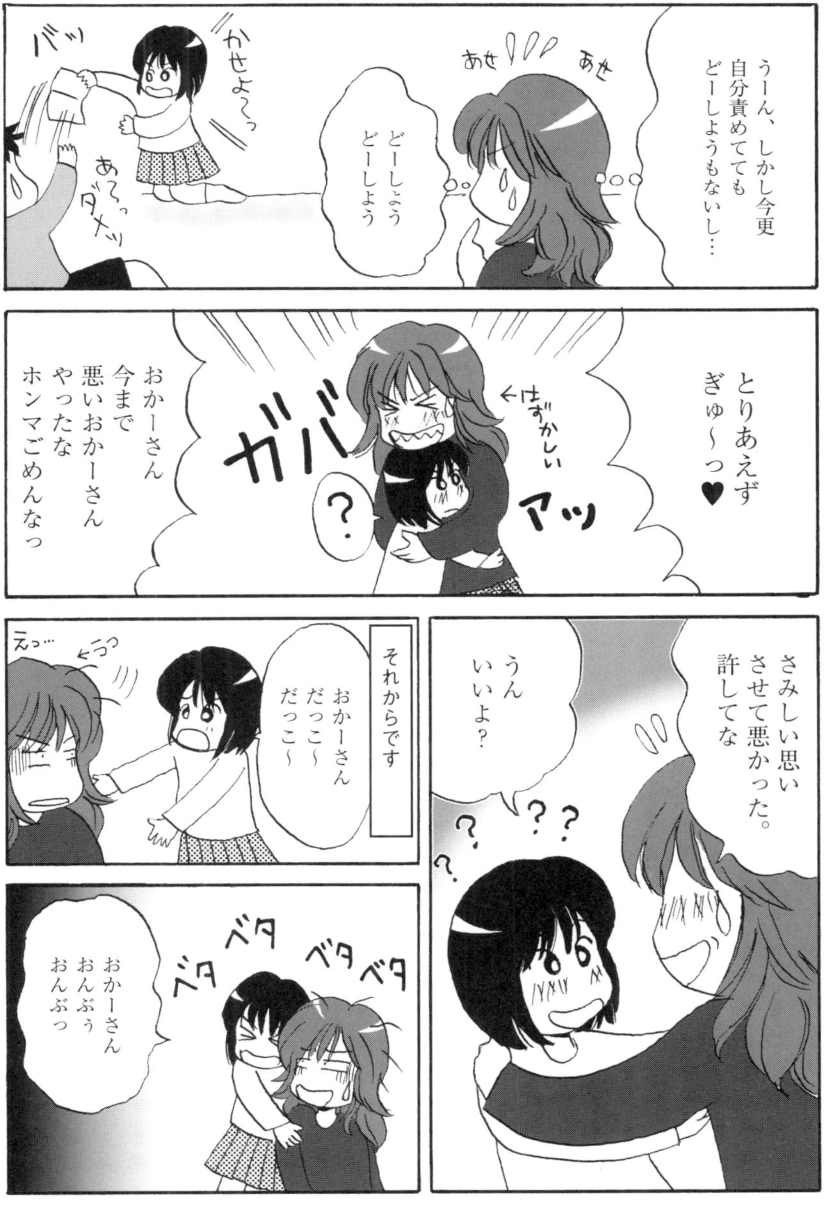
うーん、しかし今更
自分責めてても
どーしようもないし…
あせ
あせ
どーしょう
どーしよう
かせよ〜っ
バッ
とりあえず
ぎゅ〜っ♥
←はずかしい
ガバ
アッ
？
おかーさん
今まで
悪いおかーさん
やったな
ホンマごめんなっ
さみしい思い
させて悪かった。
許してな
うん
いいよ？
？？
？
？
それからです
おかーさん
だっこ〜
だっこ〜
えっ…
←うっ
ベタ
ベタ
ベタベタ
おかーさん
おんぶぅ
おんぶっ

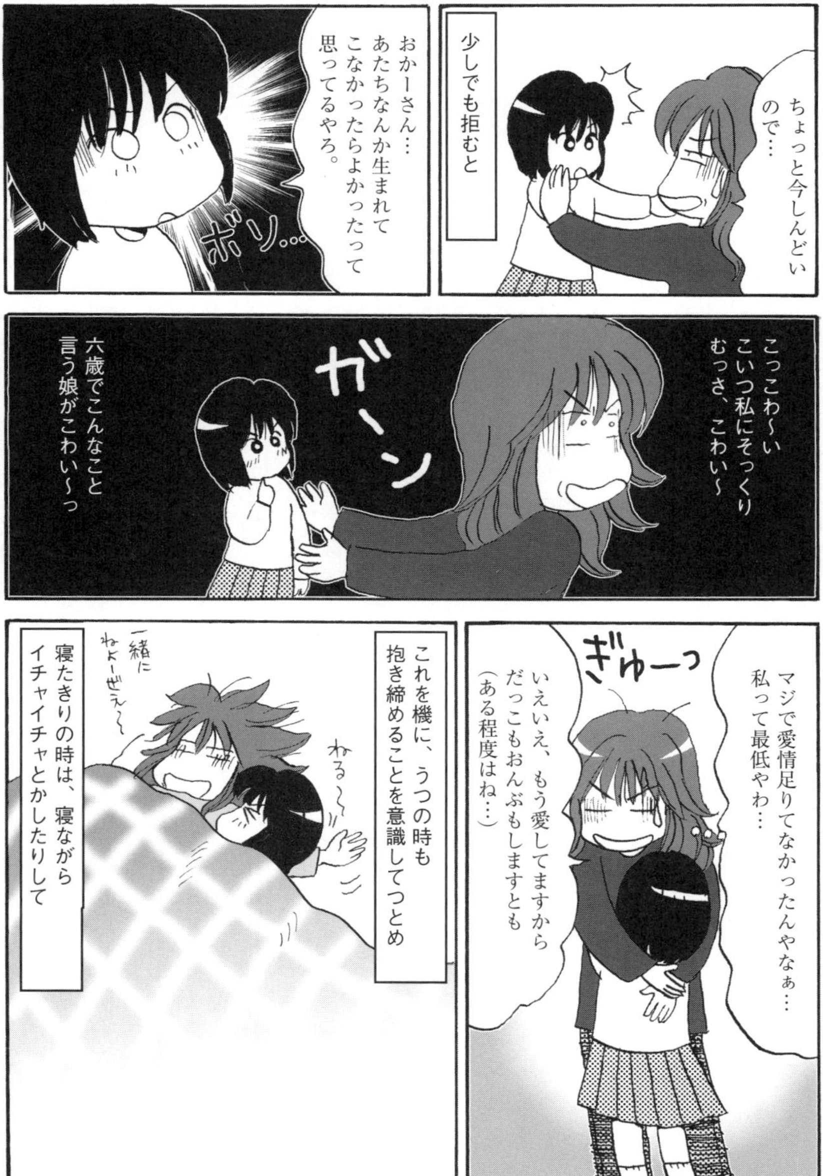
ちょっと今しんどいので…
少しでも拒むと
おかーさん…あたちなんか生まれてこなかったらよかったたって思ってるやろ。
ボソ…
こっこわ〜い
こいつ私にそっくり
むっさ、こわい〜
ガ〜ン
六歳でこんなこと言う娘がこわい〜っ
マジで愛情足りてなかったんやなぁ…
私って最低やわ…
ぎゅーっ
いえいえ、もう愛してますから
だっこもおんぶもしますとも
（ある程度はね…）
これを機に、うつの時も抱き締めることを意識してつとめ
一緒にねよーぜぇ〜
ねる〜
寝たきりの時は、寝ながらイチャイチャとかしたりして

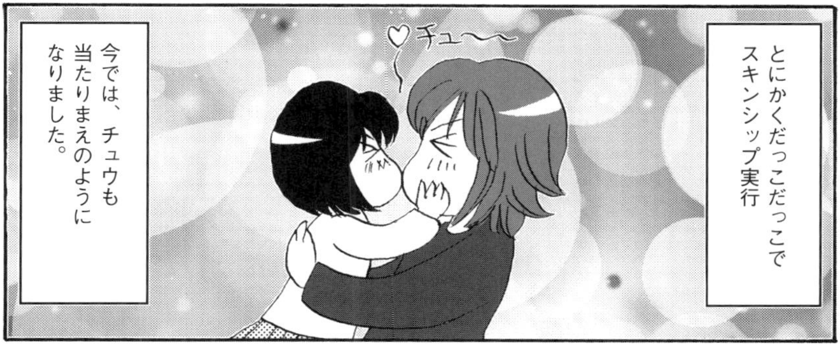
とにかくだっこだっこでスキンシップ実行
♡チュ〜〜〜
今では、チュウも当たりまえのようになりました。

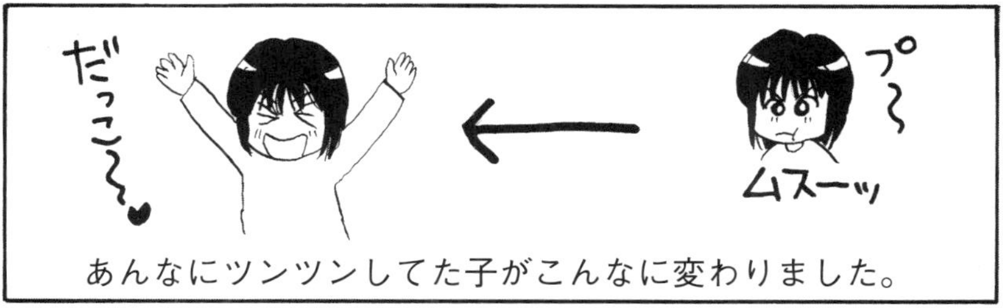
プ〜
ムス〜ッ
だっこ〜〜♥
あんなにツンツンしてた子がこんなに変わりました。

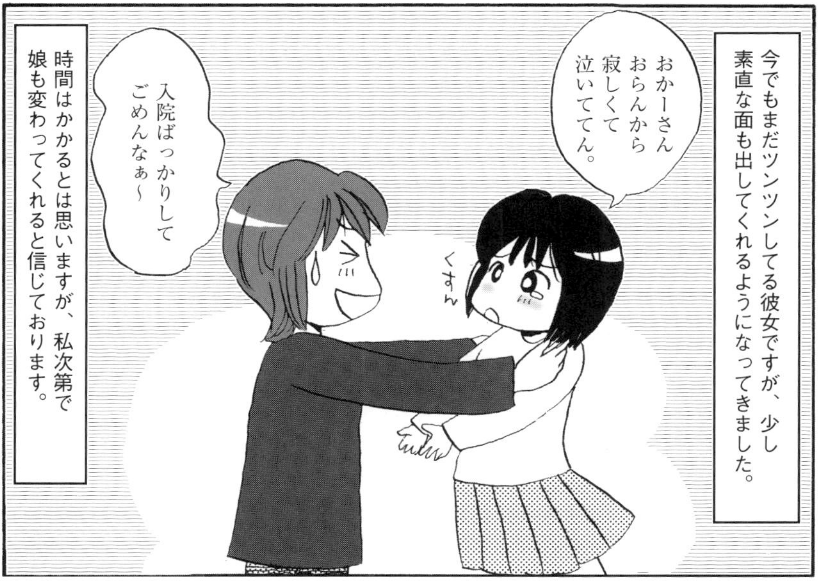
今でもまだツンツンしてる彼女ですが、少し素直な面も出してくれるようになってきました。
おかーさんおらんから寂しくて泣いててん。
くすん
入院ばっかりしてごめんなぁ〜
時間はかかるとは思いますが、私次第で娘も変わってくれると信じております。

ダンナさんとのお付き合い

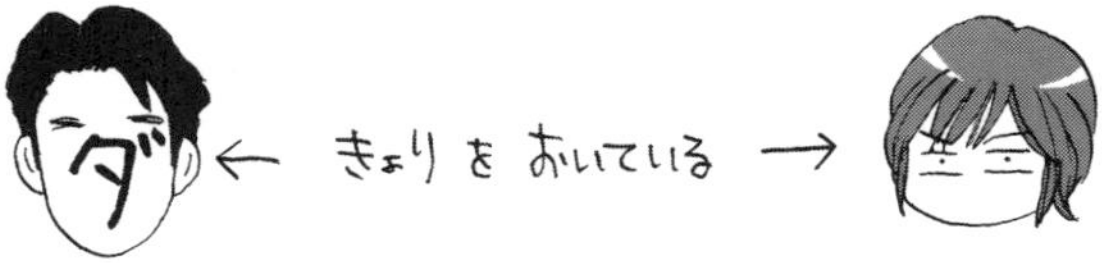
ダ
きょりを おいている

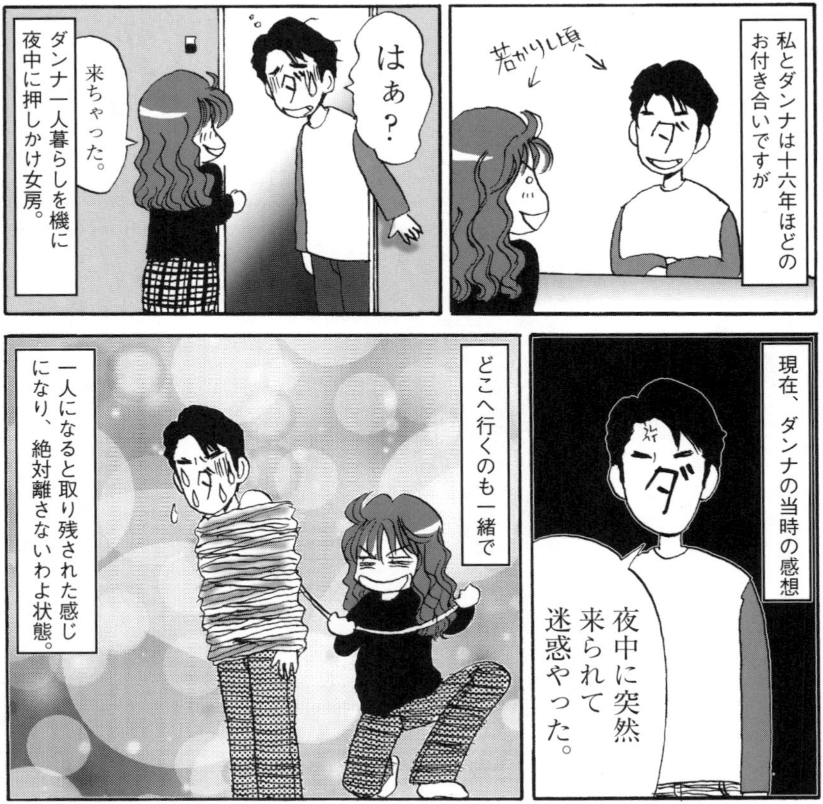
私とダンナは十六年ほどの
お付き合いですが
若かりし頃
ダ
ダンナ一人暮らしを機に
夜中に押しかけ女房。
来ちゃった。
はあ？
現在、ダンナの当時の感想
ダ
夜中に突然
来られて
迷惑やった。
どこへ行くのも一緒で
一人になると取り残された感じ
になり、絶対離さないわよ状態。

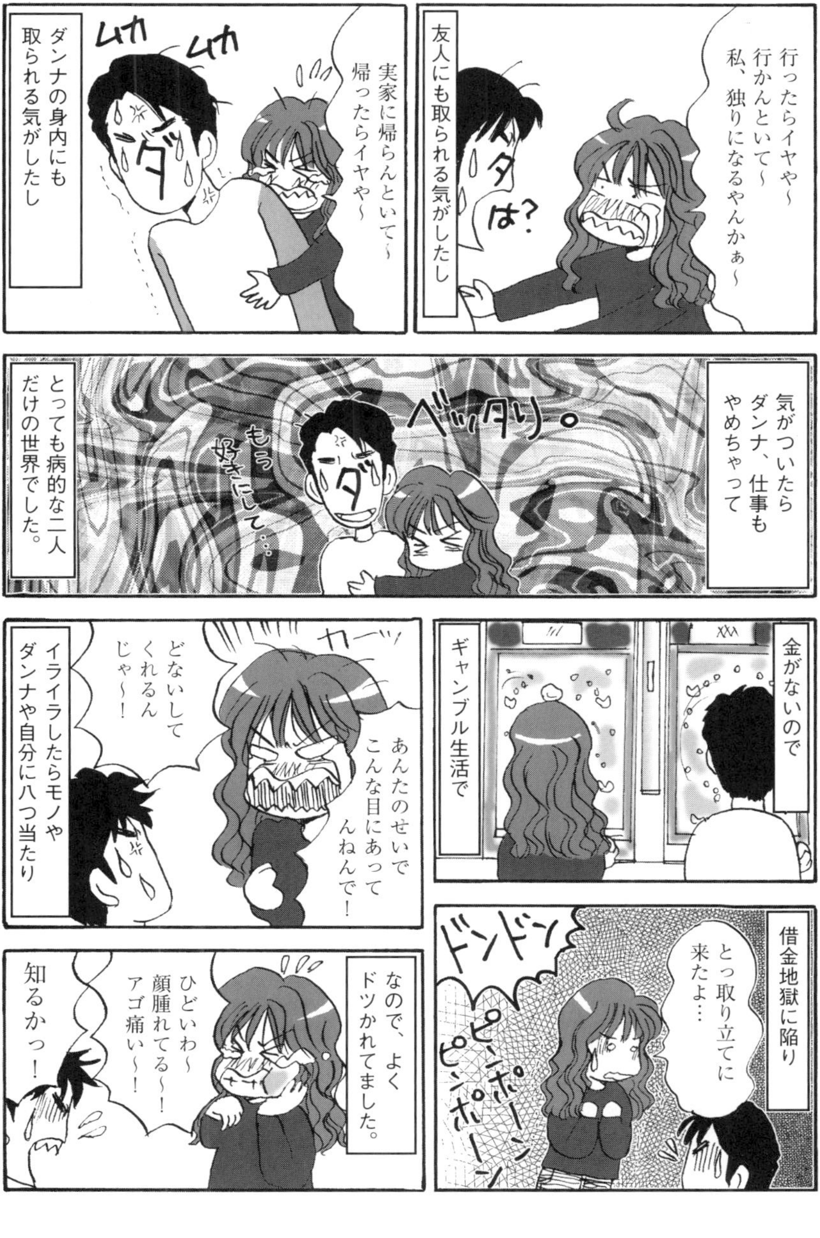

友人にも取られる気がしたし
行ったらイヤや～ 行かんといて～ 私、独りになるやんかぁ～
は？
ダンナの身内にも取られる気がしたし
実家に帰らんといて～ 帰ったらイヤや～
ムカ ムカ
気がついたら ダンナ、仕事も やめちゃって
ベッタリ。
もう好きにして…
とっても病的な二人だけの世界でした。
金がないので ギャンブル生活で
イライラしたらモノやダンナや自分に八つ当たり
カーッ
どないしてくれるんじゃ～！
あんたのせいでこんな目にあってんねんで！
借金地獄に陥り
とっ取り立てに来たよ…
ドンドーン
ピンポーン ピンポーン
なので、よくドツかれてました。
ひどいわ～ 顔腫れてる～！ アゴ痛い～！
知るかっ！

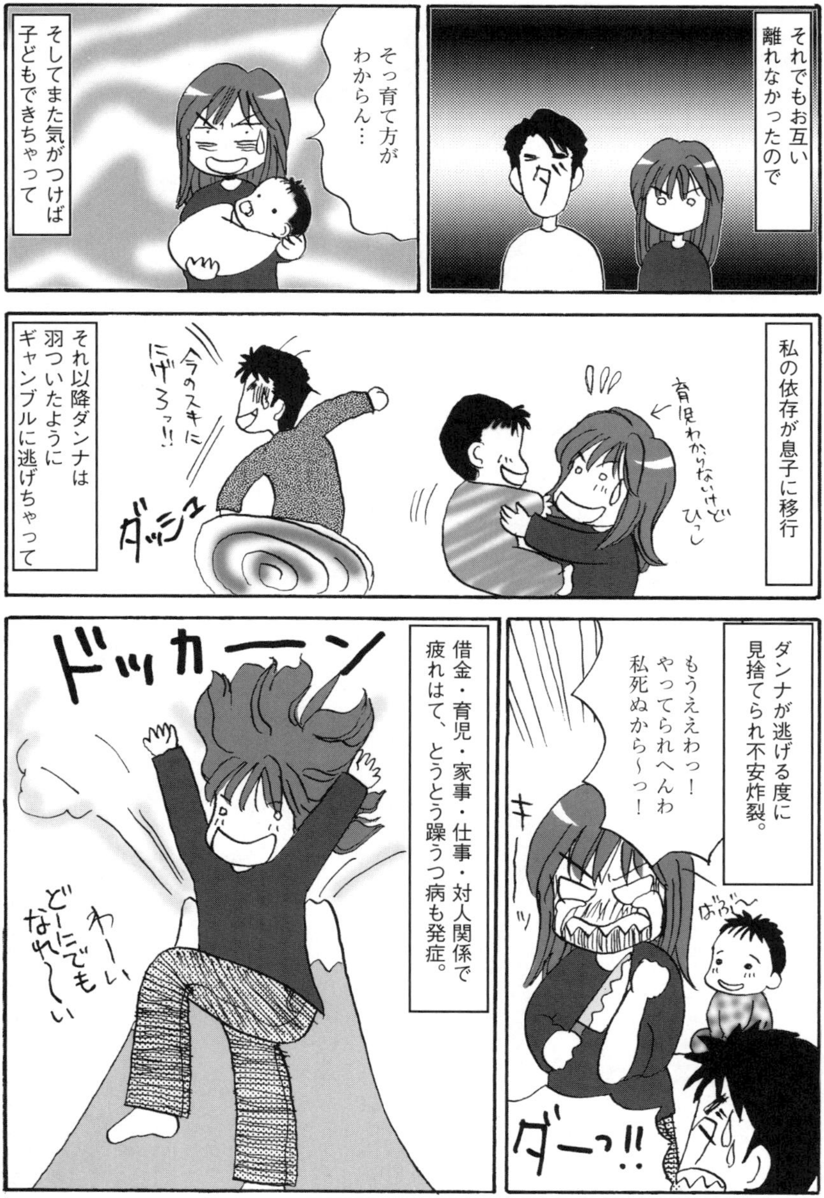
それでもお互い離れなかったので
そっ育て方がわからん…
そしてまた気がつけば子どもできちゃって
私の依存が息子に移行
育児わからないけどひっし
今のスキににげろっ!!
ダッシュ
それ以降ダンナは羽ついたようにギャンブルに逃げちゃって
ダンナが逃げる度に見捨てられ不安炸裂。
もうええわっ！やってられへんわ私死ぬから〜っ！
キーッ
ダーっ!!
借金・育児・家事・仕事・対人関係で疲れはて、とうとう躁うつ病も発症。
ドッカーーン
わーい どーにでもなれ〜い

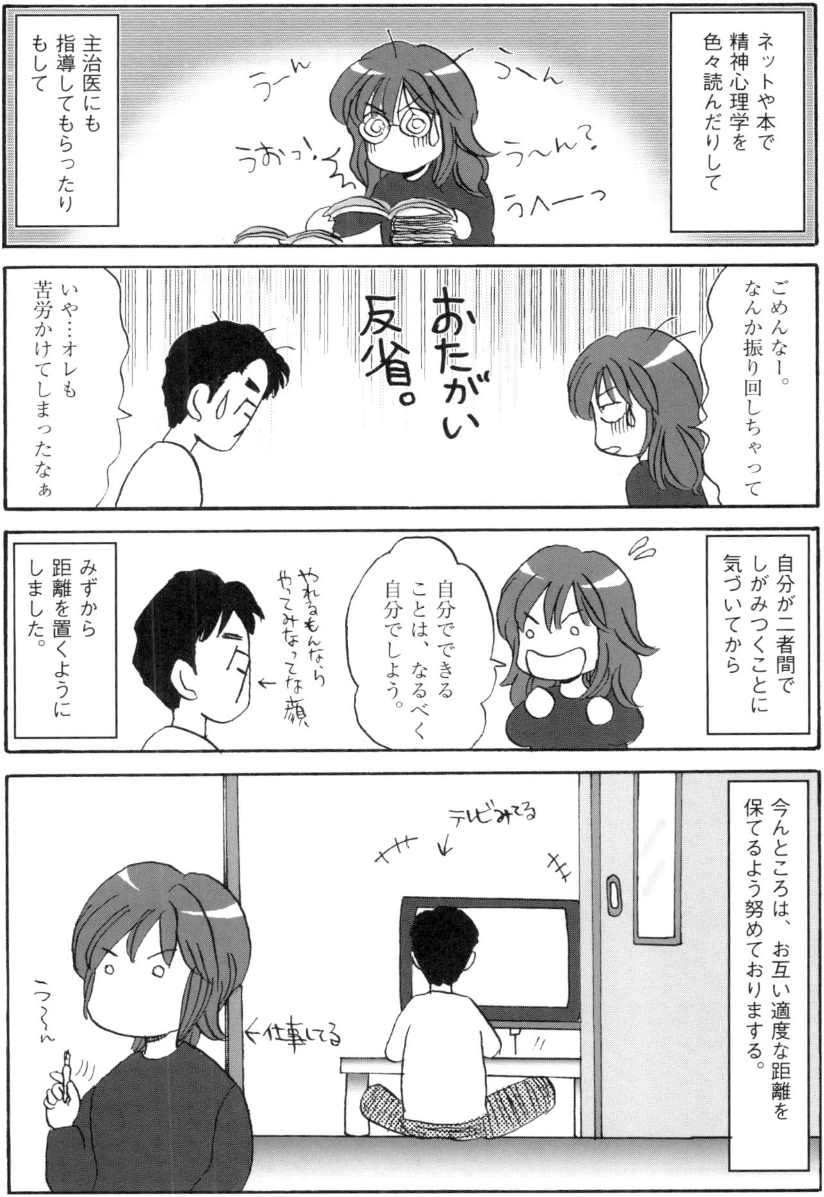
ネットや本で精神心理学を色々読んだりして
う〜ん
う〜ん
うおっ!
う〜ん?
うへーっ
主治医にも指導してもらったりもして
ごめんなー。なんか振り回しちゃって
おたがい反省。
いや…オレも苦労かけてしまったなぁ
自分が二者間でしがみつくことに気づいてから
自分でできることは、なるべく自分でしょう。
やれるもんならやってみなってな顔
みずから距離を置くようにしました。
今んところは、お互い適度な距離を保てるよう努めております。
テレビみてる
仕事してる
う〜ん

両親との関係と子育てについて

私は精神病が持病でもあり、それがコンプレックスでもありますが、あえて「開き直り精神」を目指しつつ、現在に至ります。あ、「どーせ私なんか病気持ちだし～」という開き直りではなくあくまでも「精神病持ってても堂々としたい」という開き直りですけどね。で、この精神疾患なのですが、これはすべて自分の生まれ持った気質でこうなったんだとずっと思い込んでおりました。親など関係ないと思い込んでおりました。なぜなら過去の自分や家族関係を、思い出したくなかったからです。

マヒしていた記憶を無理やり掘り起こし、戻ったときは「殺してくれ」が出ましたからね。幼少時は「されて当たり前」と思っていたのですよね。でも違ってたんですよねー。主治医立ち会いのもと、家族面談で、今でいう身体的精神的虐待、蓄積して歪《ゆが》んでしまった思考、小学五年生から思い続けていた病的（異常ともいう）な心理状況を両親に爆発させてから、もう割り切ろうと思い続けていますが、本音は今現在でもきれいに整理はまだできておりません。少し整理できた程度です。「お母さんはおじいちゃんとおばあちゃん嫌いなの？」という子どもたちの言葉がつらいし、気づかせたくないので早く解決しなくちゃなぁ～とか、時間が解決してくれるだろうと願うだけです。「両親が好き、甘えたい」とかいう気持ちも申し訳ないですが出てきません。なぜかと言えば躁状態にならなければ両親とまともに話ができないからです（苦笑）。まだまだ感情はマヒっております。年々多発している子が親を殺してしまうケースにも共感してしまう部分も持っておりますし、なので、私にとってはあまり触れたくない過去なので、マンガとして形にできませんでした。

私は結婚もしないし、一人で生きていくし、子どももいらないと思ってました。男性恐怖症でしたし子どもも苦手で、なにより私がもし親になるとすれば自分のような子どもに育ってしまう気がして自信がなかったからです。でもなぜか結婚もし、ダンナさんと共に生活し、子どもも二人までもいたりします。人生どうなるかわからないものです。そして、その過去の悪い予感的中、現在精神疾患抱えて、案の定子育てで苦労してるのですからもう笑ってしまいます。

私の場合、アレルギーがありまして、アレルギー性鼻炎、軽い喘息《ぜんそく》はもちろんのこと、アトピー性皮膚炎でもあります。こういう子は、本来気質がマイナス思考な子が多いと聞いたことがあります。些細なことでも「なんで私ばっかり……」とか「もっと私を見て！」など求めてしまう質《たち》の子も多いらしいです。精神疾患抱えてる方も、喘息などいろいろ他の疾患持ってる方多いんではないでしょうか。
それから、私はもともと左利きで、強引に右に矯正されました（笑）。たぶん、その際、叩かれるのはもちろんのこと、トンデモ矯正だったと思います。おかげさまで両手使いになってしまいました。基本は今でも左です。「そーそー！　実は私もそうだったのよ！　矯正されたのよ！」ってな具合で、この手の精神疾患を抱えてる方の中にも、たぶん多いのではないでしょうか？
そして私の息子（十二歳）も左利き。幼少時に右に変えさせようかと一度はチャレンジしたものの、当時の息子はボケーッとした子だったので、そのときの混乱した様子、忘れられません。とんでもないストレスを抱えそうになったので可哀想になって、現在は左利きのまま放置しております。右が使いたくなったら自分で訓練するだろうという感じです。これも生まれ持った気質なんだと思います。この子の気質を強引に変えても、余計混乱させてしまい、性格が歪むだけなのかも……と思いました。
娘（六歳）の場合は、多動的なところがありまして、とにかく容赦ありません。手も口も足も出るような、どこへ行くかわからない爆弾娘で、叱っても泣かないような子でした。一時期、私も躁うつ状態がひどかったし身がもたん……と思い、少ししつけを厳しくした時期もありましたが、逆に噛み付くし、ひっかくし、意地悪な子になり、ますますひどくなる一方で、これもまたこの子の気質であって、無理やり抑え付けても反抗するか、自分を抑え込む気質に変わるだけだと思い、今は好きに生きてください……と諦めがつくようにもなりました（笑）。ちなみに娘はアレルギーを持っております。そう、かまってちゃんだったのです。なので、なるべくかまうように頑張ってみたところ……現在少しは穏やかになってきた気もします。少し甘えてくれるようにもなりました。

はい、わが子と自分を同一化しております。これはいけないことだともわかっておりま す。が、当時の自分がどのような心境だったのかわが子を育てて、改めて気づき（思い出し）そしていちいち傷つきながら子育てしてる状況なのです。現在、過去の自分を癒すような形でしか子育てはできておりません。「子どもは子ども」「私は私」というスタンスは一応頭に入れておりますが、これがなかなかできない子育てです。ぜんぜん自然体ではありません。だってできないんですもの。今の私には「過去の自分を癒すため」に必要な作業だとも思っているところもあるので仕方ないです。でも意識しながらの不自然な子育てなので（一線を引いた子育て実施、要は母を演じているのです）、密かに息子とは、手を出し過ぎて危うくなりつつありましたが、それはいかん！と気づき、私から一線を引いたことで、彼の私に対する依存は薄くなってきて「自分らしさ」が少し出てくるようになりました。娘とは子育てやり直し中、まただっこだっこの赤ちゃんの世界に逆戻り中です(汗)。

なにが言いたいかといいますと、今本音はむちゃくちゃしんどいです。死にそうなくらいです。でも子育てなんかしんどいのは今だけで、気がつきゃ子どもなんて、あっ！という間に大人になってしまいます。しんどいのは今だけなんです。一生続くわけないです。と自分自身に言い聞かせてます。

かまってほしくない子どもなんてこの世にはいません。ほっときゃ育つなんて当たり前で誰だって知ってます。とりあえず食わせとけば体だけは育ちますからね。でも健全な精神は確実に育たないです。だからといってかまい過ぎな子育ても、子ども側からすれば手を出され過ぎて思春期が来たころには「自分がわからない」となり自分の考えを持てなくて、親がいなければなにもできないお人形さんみたいになっちゃって「親のせいで私はこうなった！」と反抗しだすパターンも多いと思うし、こちらも健全な精神は育たないと思ってます。虐待に関してはもう言葉はないですね。理由があっても、「ダメなものはダメ」な考えです。

ところで、ウィニコットの発達理論はシックリきます。絶対的依存から六カ月の期間は「だっこ」が重要らしく……ここで母子関係問題が起きれば精神病的障害につながる可能性があるとか書いてましたが、持って生まれた気質があるし、この期間限定のような「六カ月」はどうかな?とは思いますが、赤ちゃんに限らず幼少時のだっこは必要だと思うし、スキンシップは必要不可欠だと思います。

「あっちゃ〜育て方間違えた!」と気づいた時点で「もう仕方ない諦めた」じゃなく、その時点で、素直に謝罪してスキンシップを実行していくことができれば、子どもが何歳になっても、なんとかやり直しはきくんではないか?と考えております。

できるだけ子どもの目線でモノを見てあげましょう。親という権力で我《が》を押し付けないようにしましょう。要は人権の問題です。子どもでも人権はあるとゆーことで、親が子どもに不満があるように子どもだって親に対して不満とかあると思います。そこで我慢させず、言葉にして吐き出させること、子どもの気持ちを尊重して、耳を傾けてあげることができれば、自我も育ってくると思ってます。

親の背を見て子どもは育つといいますが、まさにその通りでございまして、親が変われば子も変わります。私の場合、遺伝のことも考えると怖いです。将来どうなるかわかりません。同じことをしでかしてくれる覚悟もできてます。大きくなればそれはそれでまた問題も起きるでしょうが、来るなら来い、受け入れ態勢は今から整えておきます（でも私の性格上むちゃくちゃ悩むんだろなぁ。笑）という感じになってきました。「こんなお母さんでごめんなさい」な気持ちは今も密かに持ってますが、でもあまり顔に出さなくなりました。「私が悪い」と自分を責めるのなら、なんとか改善していこうという考えを持つようになったからです。

そんなこと言いつつ、わが子と付き合うときは精神年齢を意識してグンと上げなければいけない子育てですし、人の顔色を見るのは得意中の得意で、わが子にも同一化しておりますので、ある程度は気持ちがわかってしまいます。同一化しすぎてヘタすれば被害妄想まで入ってしまうので、それは行き過ぎ我慢我慢。自分と照らし合わせるのはやめて「それなりの母親」を演じるよう頑張れる時は頑張るようにしてます。内心、しゃべるのが面倒臭くて誉《ほ》めたくなくても（とくにうつ状態の時はね）誉めてほしそうな時はおもくそ誉め、寝込んだ時は寝込みながら遊んだりして（これがもうつらいのなんの）叱る時は三回ほど優しく注意し、それでもダメならカミナリ落とす（躁状態の時は、お母さん怒ったら止まらないから止めてくれ！と笑いながら終わらせます）という、息子、娘の気質に合わせた（ホントこの二人、気質が似てないのです）子育てしてます。マジで耐えられない時は「はいちょっと休憩、一人にさせてな、ごめんやで～」と謝りつつ、ボーッとさせていただいてます。そんな感じで、子どもたちのする行動にいろいろ勉強させてもらって、自分自身を育て直すため、躁うつ持ちつつ薬飲みつつ、子どもの顔色見ながら四苦八苦し（バカですね。笑）私持つんだろうか…？と不安をいつも抱きながら手探りで自分にできるかぎりの子育てやってます。

四コママンガ

その３

身近な人々と私

心の病気についての理解

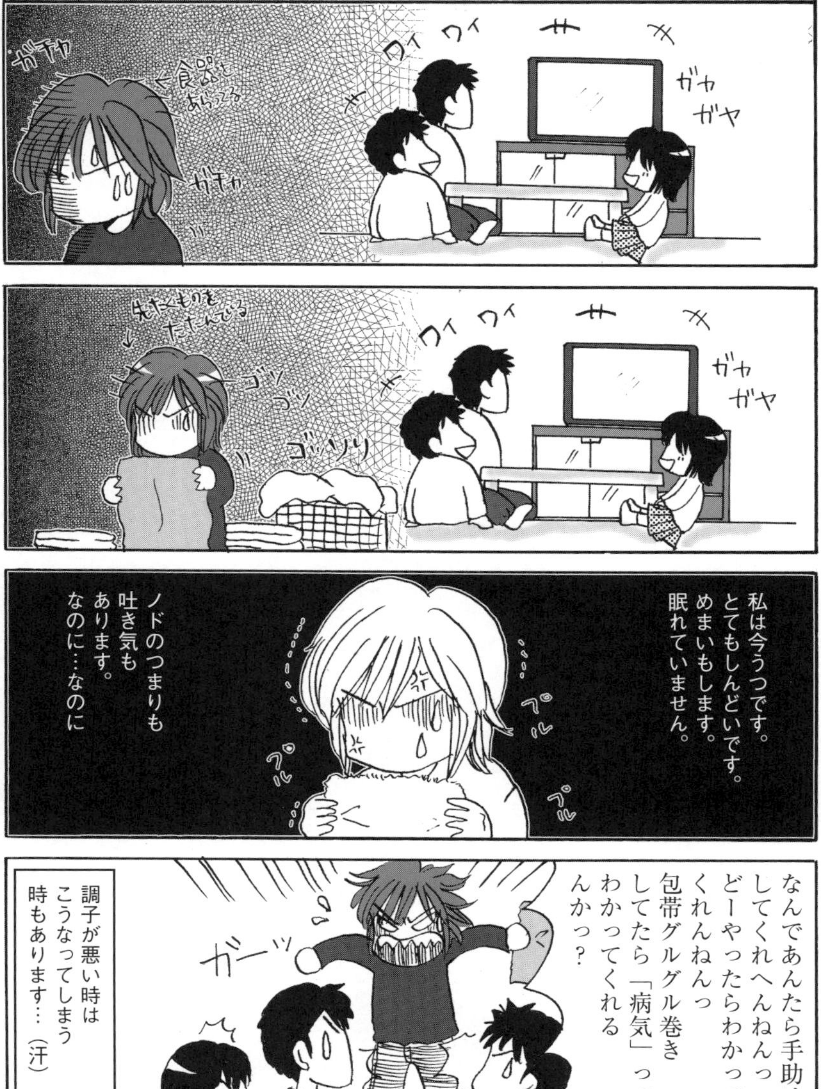
ガチャ
←食器をあらってる
ガチャ
ワイ ワイ
ガヤ ガヤ
洗たくものをたたんでる
ゴツ ゴツ
ゴッソリ
ワイ ワイ
ガヤ ガヤ
私は今うつです。
とてもしんどいです。
めまいもします。
眠れていません。
ノドのつまりも
吐き気も
あります。
なのに…なのに
プル プル
プル プル
なんであんたら手助け
してくれへんねんっ
どーやったらわかって
くれんねんっ
包帯グルグル巻き
してたら「病気」って
わかってくれる
んかっ？
ガーッ
調子が悪い時は
こうなってしまう
時もあります…（汗）

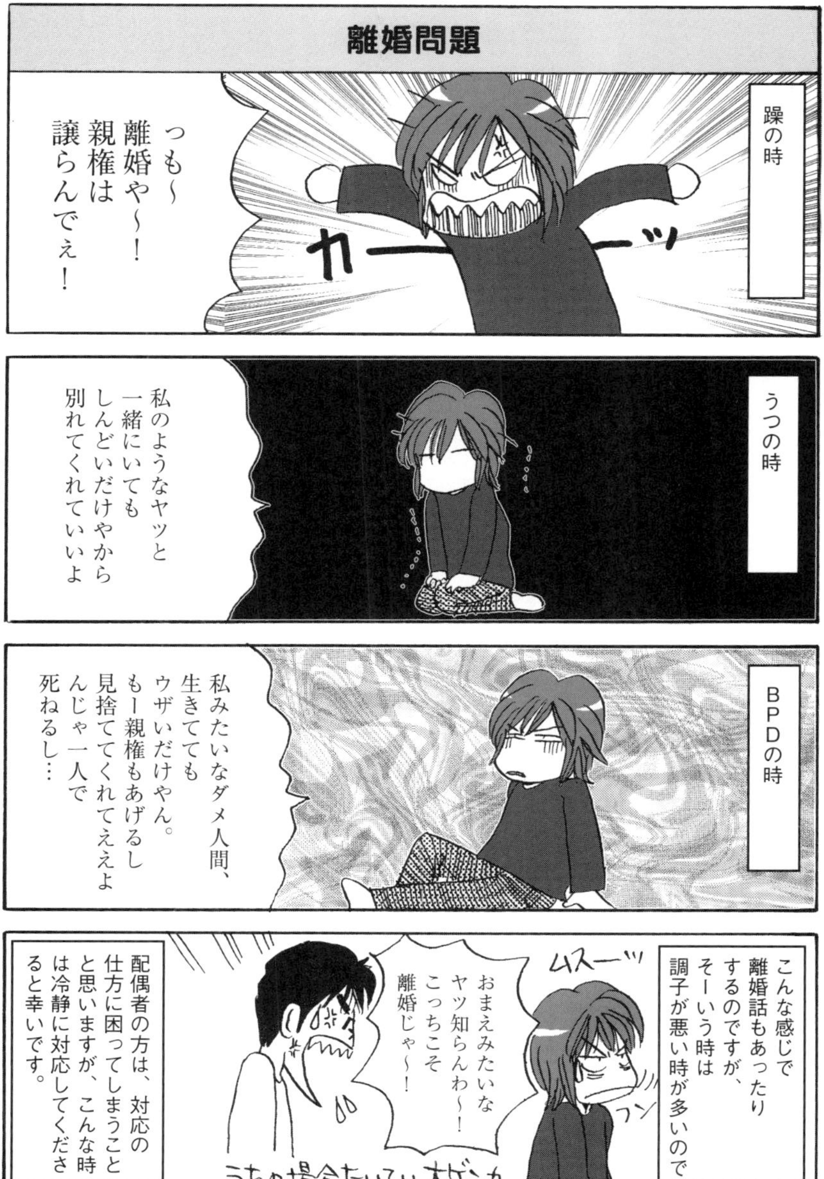
離婚問題
躁の時
つも～
離婚や～！
親権は
譲らんでぇ！
カーーッ
うつの時
私のようなヤツと
一緒にいても
しんどいだけやから
別れてくれていいよ
BPDの時
私みたいなダメ人間、
生きてても
ウザいだけやん。
もー親権もあげるし
見捨ててくれてええよ
んじゃ一人で
死ねるし…
こんな感じで離婚話もあったりするのですが、そーいう時は調子が悪い時が多いので
ムスーッ
フン
おまえみたいなヤツ知らんわ～！こっちこそ離婚じゃ～！
うちの場合たいてい大ゲンカ
配偶者の方は、対応の仕方に困ってしまうことと思いますが、こんな時は冷静に対応してくださると幸いです。

息子の宿題の断わり方

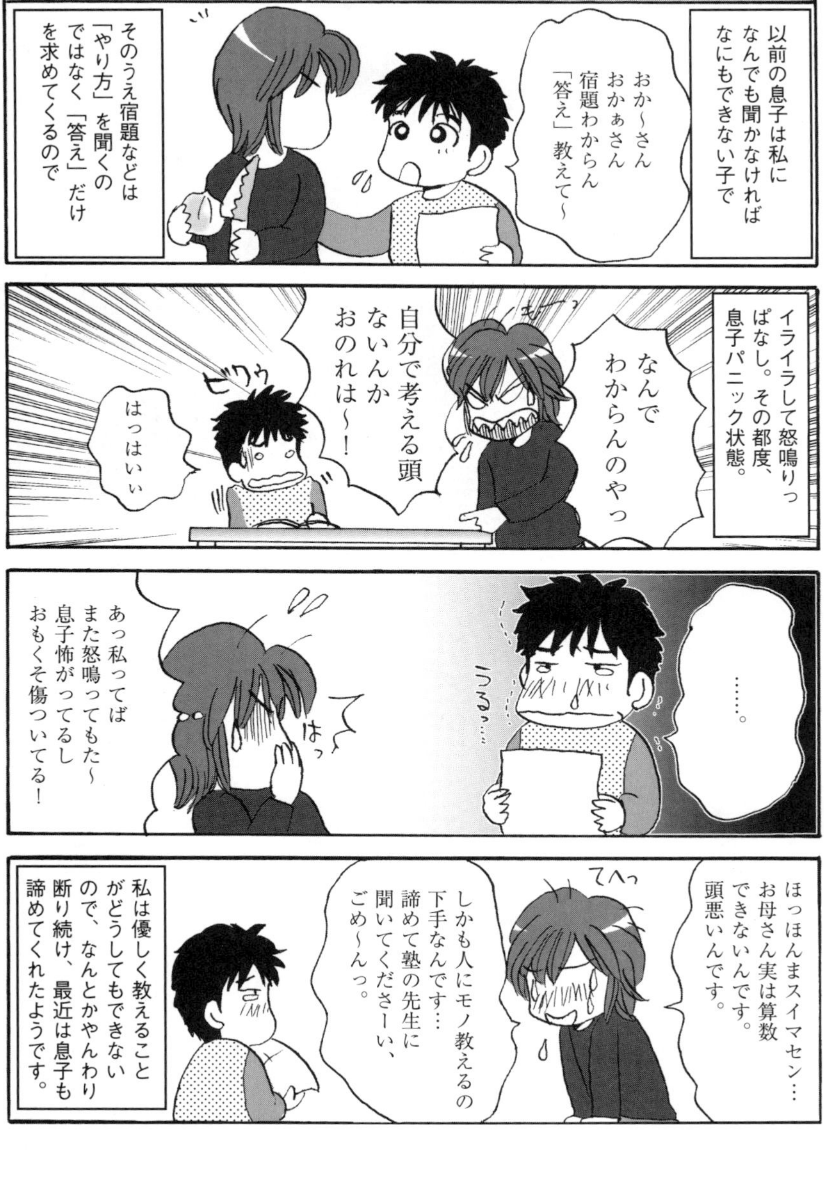
以前の息子は私になんでも聞かなければなにもできない子で
おか〜さん　おかぁさん　宿題わからん「答え」教えて〜
そのうえ宿題などは「やり方」を聞くのではなく「答え」だけを求めてくるので
イライラして怒鳴りっぱなし。その都度、息子パニック状態。
なんでわからんのやっ
自分で考える頭ないんかおのれは〜！
ビクゥ
はっはいぃ
……。
うるるっ…
はっ
あっ私ってばまた怒鳴ってもた〜息子怖がってるしおもくそ傷ついてる！
てへっ
ほっほんまスイマセン…お母さん実は算数できないんです。頭悪いんです。
しかも人にモノ教えるの下手なんです…諦めて塾の先生に聞いてくださーい、ごめ〜んっ。
私は優しく教えることがどうしてもできないので、なんとかやんわり断り続け、最近は息子も諦めてくれたようです。

息子なりの理解度

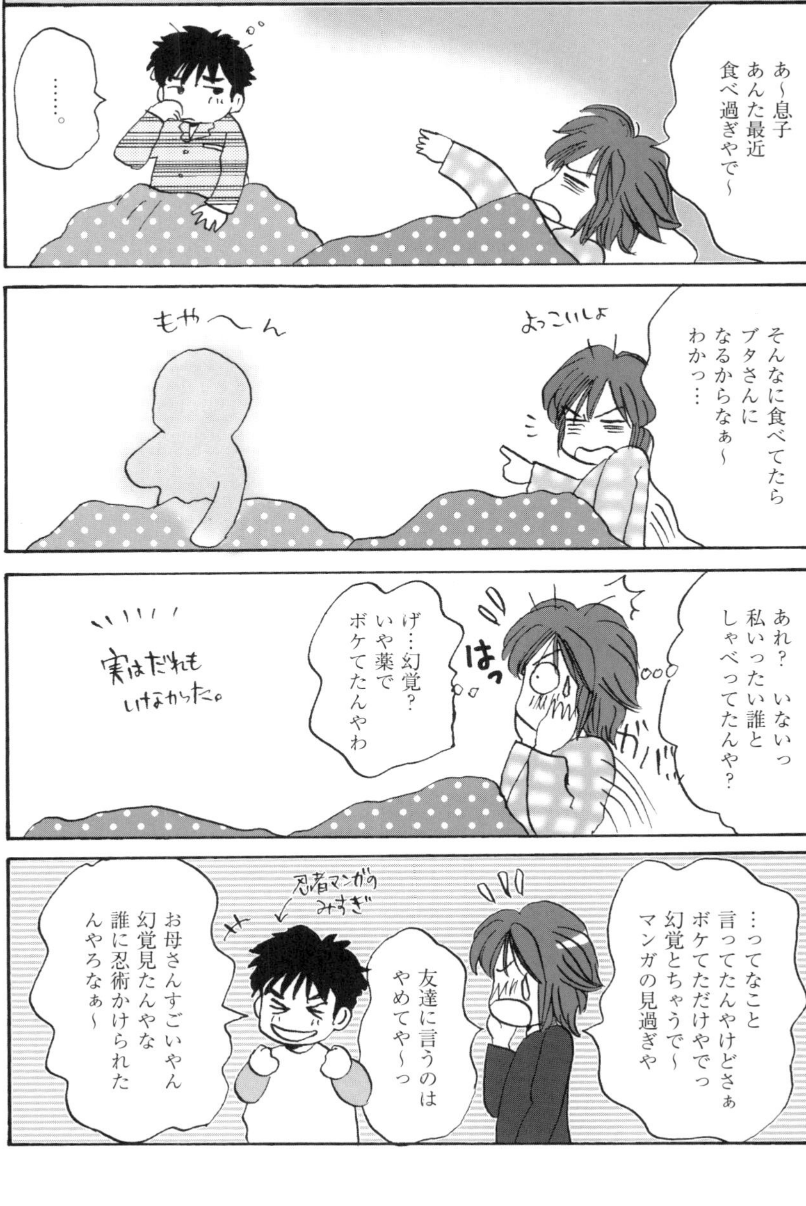
あ〜息子 あんた最近 食べ過ぎやで〜
……。
そんなに食べてたら ブタさんに なるからなぁ〜 わかっ……
よっこいしょ
もや〜ん
あれ？ いないっ 私いったい誰と しゃべってたんや？
ガバ
はっ
げ…幻覚？ いや薬で ボケてたんやわ
実はだれも いなかった。
…ってなこと 言ってたんやけどさぁ ボケてただけやでっ 幻覚とちゃうで〜 マンガの見過ぎや
友達に言うのは やめてや〜っ
忍者マンガの みすぎ
お母さんすごいやん 幻覚見たんやな 誰に忍術かけられた んやろなぁ〜

パワフルな娘

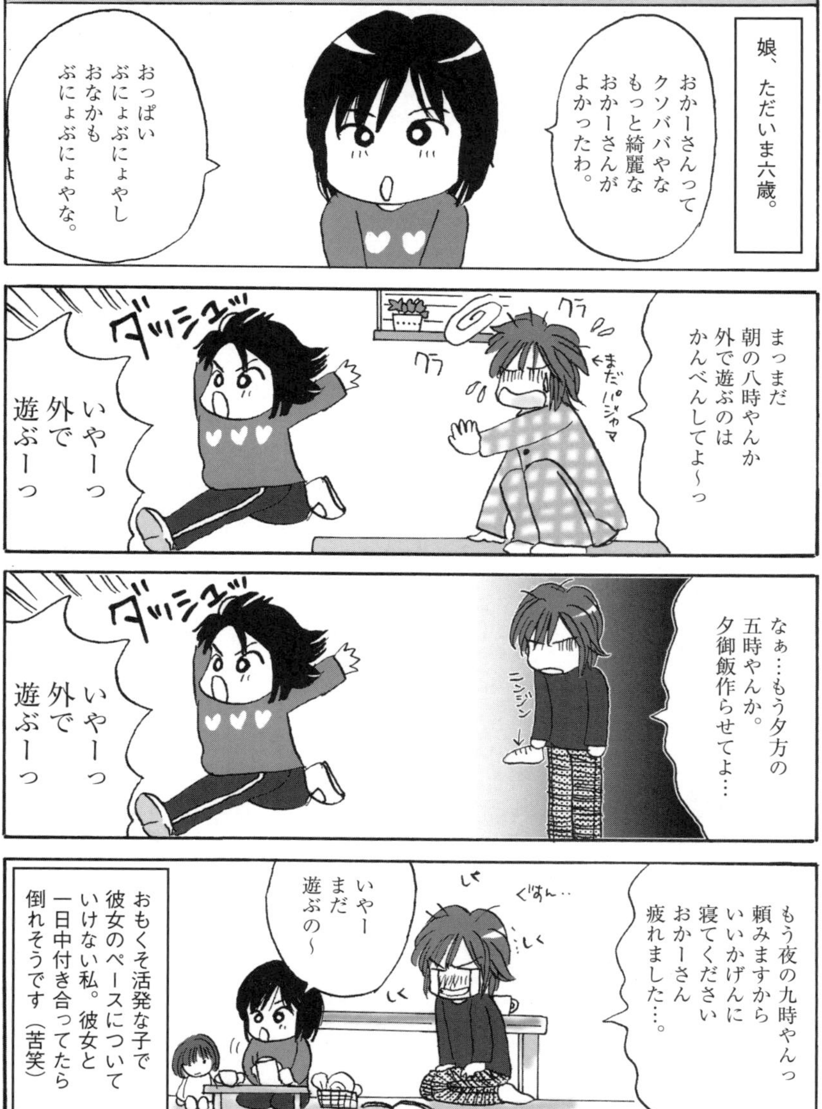
娘、ただいま六歳。
おかーさんって クソババやな もっと綺麗な おかーさんが よかったわ。
おっぱい ぶにょぶにょやし おなかも ぶにょぶにょやな。
まっまだ 朝の八時やんか 外で遊ぶのは かんべんしてよ～っ
クラ
クラ
←まだパジャマ
ダッシュッ
いやーっ 外で 遊ぶーっ
なぁ…もう夕方の 五時やんか。 夕御飯作らせてよ…
ニンジン
ダッシュッ
いやーっ 外で 遊ぶーっ
もう夜の九時やんっ 頼みますから いいかげんに 寝てください おかーさん 疲れました…。
ぐすん…
しく
しく
いやー まだ 遊ぶの～
しく
おもくそ活発な子で 彼女のペースについて いけない私。彼女と 一日中付き合ってたら 倒れそうです（苦笑）

娘とお遊び

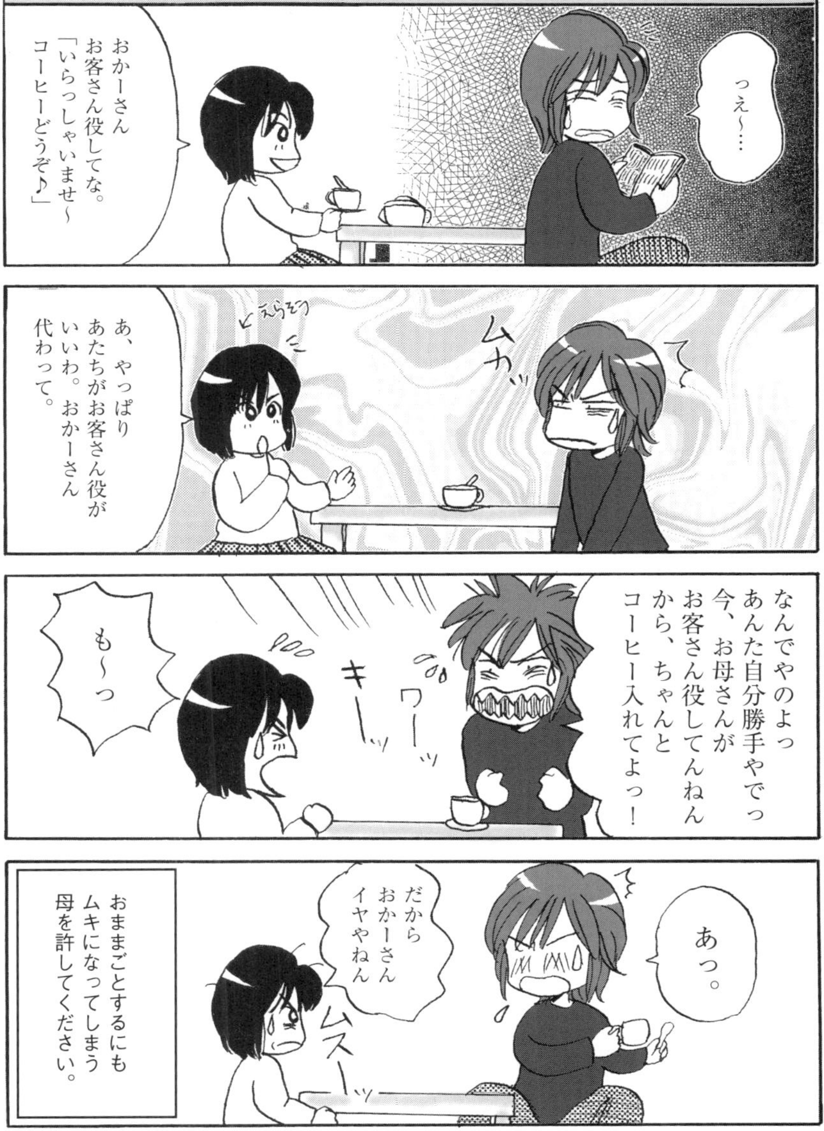
つえ〜…
おかーさん
お客さん役してな。
「いらっしゃいませ〜
コーヒーどうぞ♪」
ムカッ
あ、やっぱり
あたちがお客さん役が
いいわ。おかーさん
代わって。
←えらそう
なんでやのよっ
あんた自分勝手やでっ
今、お母さんが
お客さん役してんねん
から、ちゃんと
コーヒー入れてよっ！
ワーッ
キーッ
も〜っ
あっ。
だから
おかーさん
イヤやねん
ムスーッ
おままごとするにも
ムキになってしまう
母を許してください。

一応、心がけていること

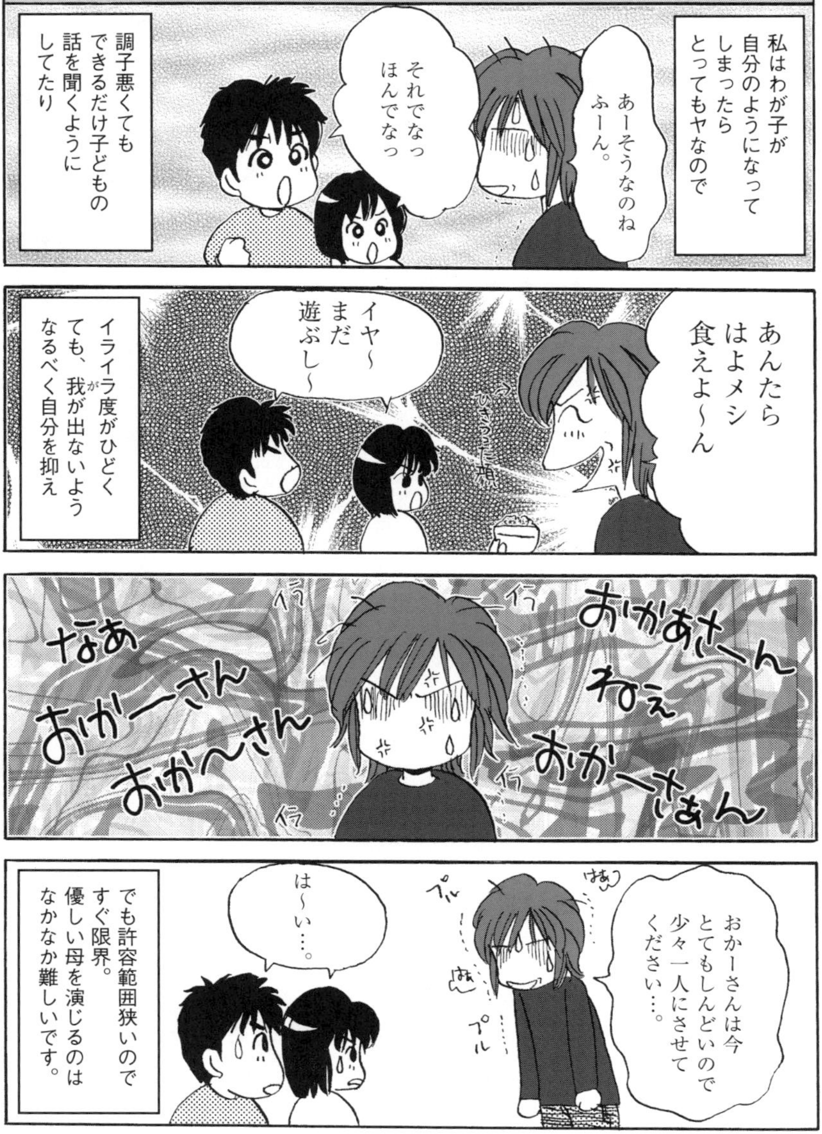
私はわが子が自分のようになってしまったらとってもヤなので
あーそうなのね ふーん。
それでなっ ほんでなっ
調子悪くてもできるだけ子どもの話を聞くようにしてたり
あんたら はよメシ 食えよ～ん
ひきつった顔
イヤ～ まだ 遊ぶし～
イライラ度がひどくても、我《が》が出ないようなるべく自分を抑え
おかあさ～ん
ねぇ
おか～さぁん
なあ
おかーさん
おか～さん
おかーさんは今とてもしんどいので少々一人にさせてください…。
はあっ
プル
プル
は～い…。
でも許容範囲狭いのですぐ限界。優しい母を演じるのはなかなか難しいです。

息子のツレの対応

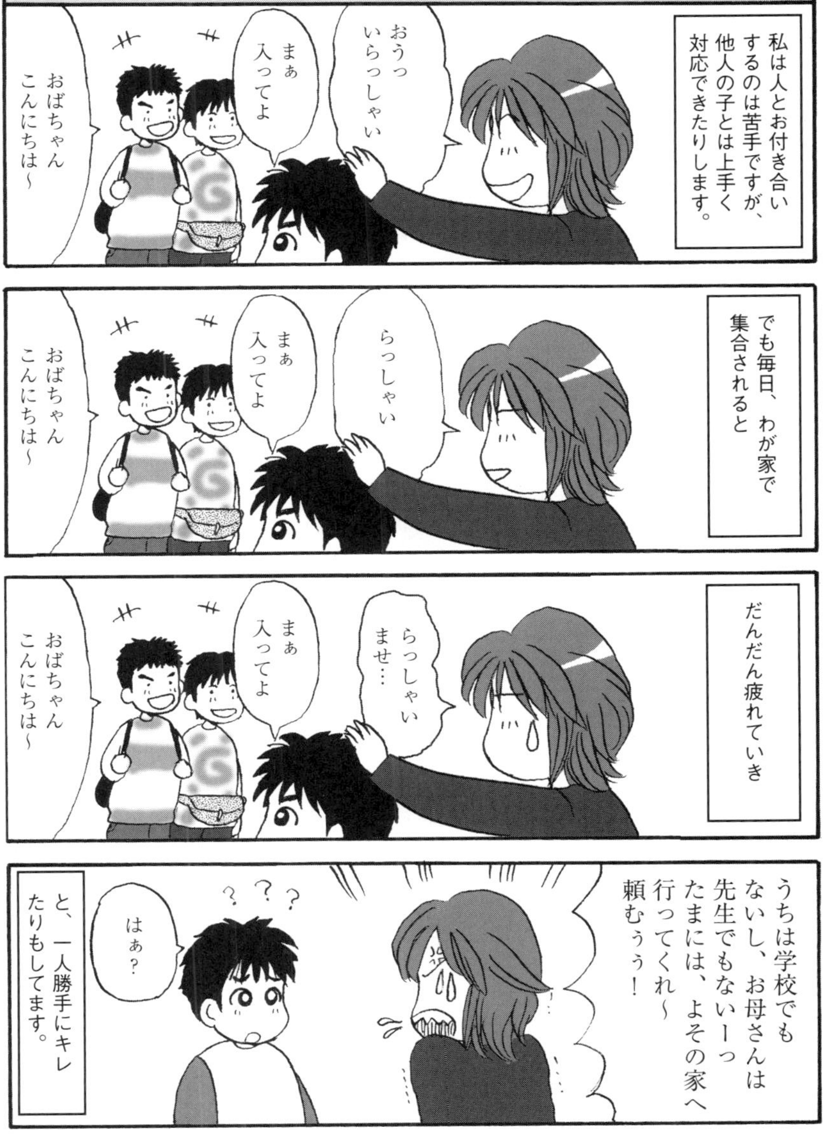
私は人とお付き合いするのは苦手ですが、他人の子とは上手く対応できたりします。
おうっ いらっしゃい
まぁ 入ってよ
おばちゃん こんにちは～
でも毎日、わが家で集合されると
らっしゃい
まぁ 入ってよ
おばちゃん こんにちは～
だんだん疲れていき
らっしゃい ませ…
まぁ 入ってよ
おばちゃん こんにちは～
うちは学校でもないし、お母さんは先生でもないーっ たまには、よその家へ行ってくれ～ 頼むぅぅ！
はぁ？
と、一人勝手にキレたりもしてます。

PTA役員ができません

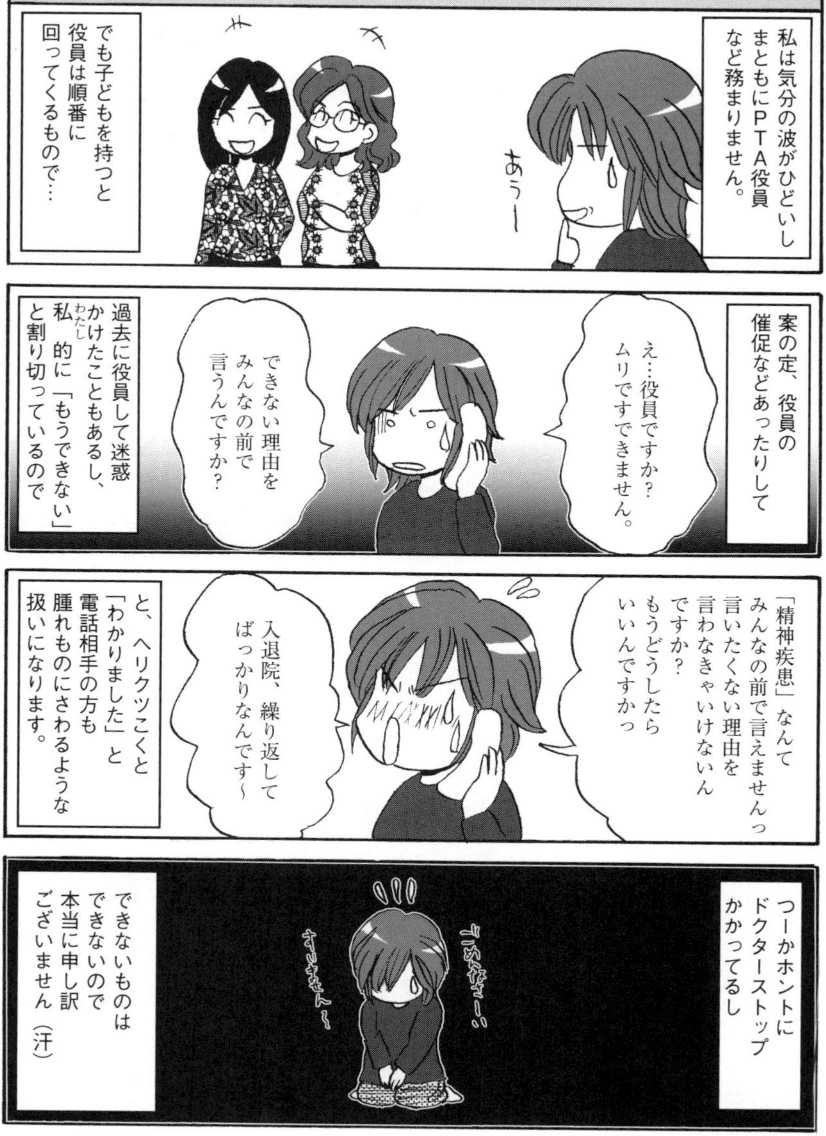
私は気分の波がひどいし
まともにPTA役員
など務まりません。
あうー
でも子どもを持つと
役員は順番に
回ってくるもので…
案の定、役員の
催促などあったりして
え…役員ですか？
ムリですできません。
できない理由を
みんなの前で
言うんですか？
過去に役員して迷惑
かけたこともあるし、
私《わたし》的に「もうできない」
と割り切っているので
「精神疾患」なんて
みんなの前で言えませんっ
言いたくない理由を
言わなきゃいけないいん
ですか？
もうどうしたら
いいんですかっ
入退院、繰り返して
ばっかりなんです〜
と、ヘリクツこくと
「わかりました」と
電話相手の方も
腫れものにさわるような
扱いになります。
つーかホントに
ドクターストップ
かかってるし
ごめんなさーい
すいません〜
できないものは
できないので
本当に申し訳
ございません（汗）

実は身近に病んでる方はいるわけで。

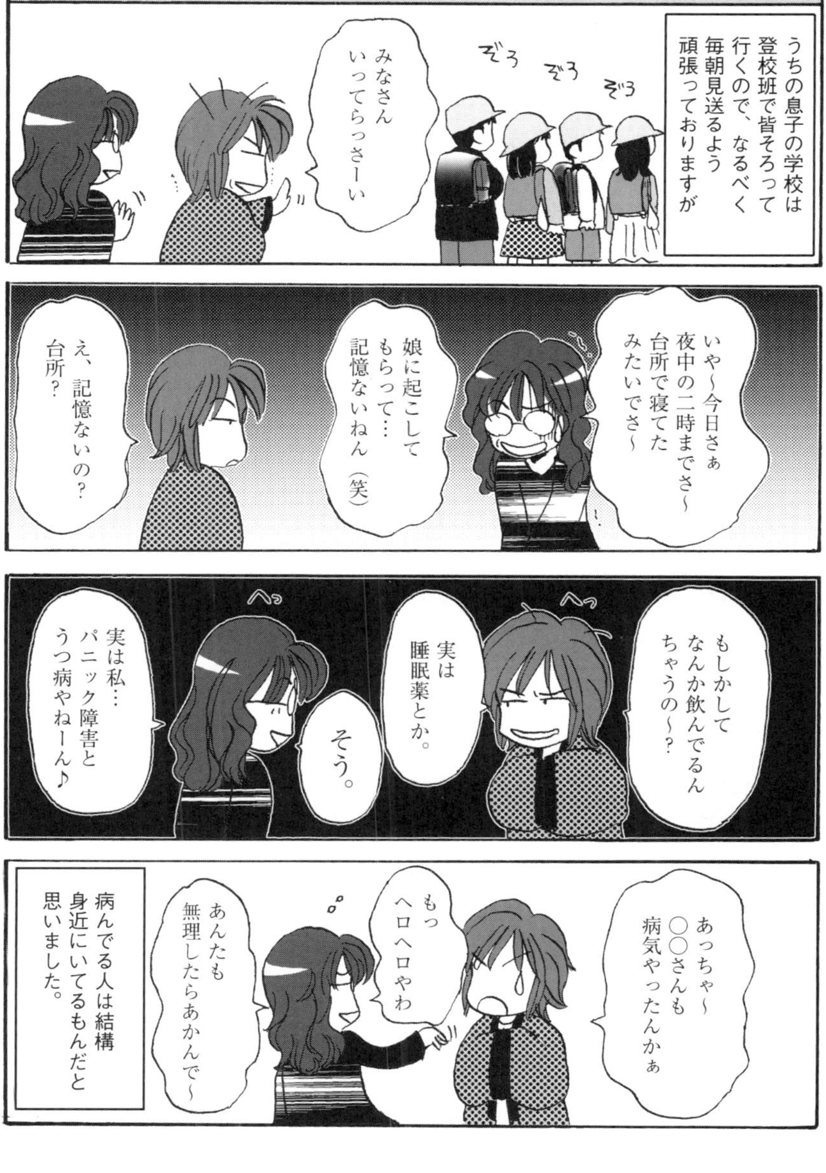

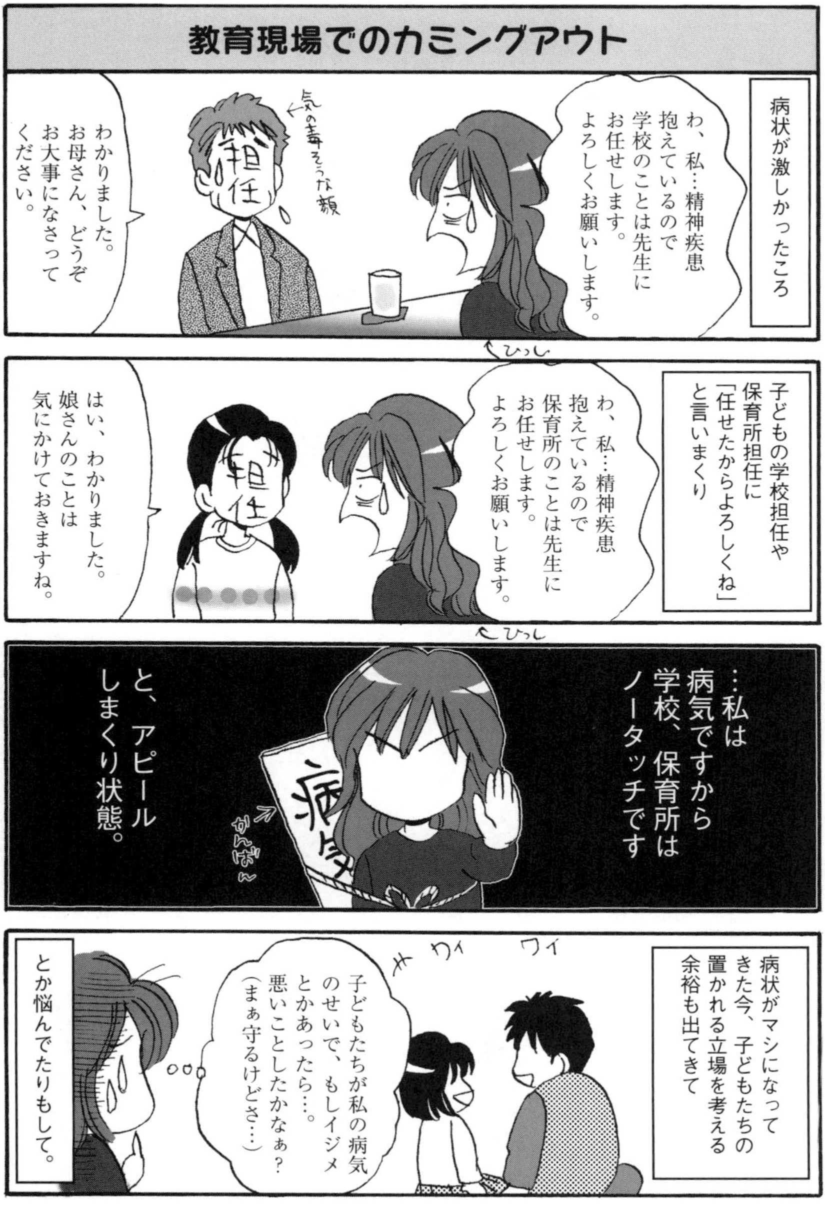
教育現場でのカミングアウト
病状が激しかったころ
わ、私…精神疾患
抱えているので
学校のことは先生に
お任せします。
よろしくお願いします。
気の毒そうな顔
担任
わかりました。
お母さん、どうぞ
お大事になさって
ください。
ひっし
子どもの学校担任や
保育所担任に
「任せたからよろしくね」
と言いまくり
わ、私…精神疾患
抱えているので
保育所のことは先生に
お任せします。
よろしくお願いします。
担任
はい、わかりました。
娘さんのことは
気にかけておきますね。
ひっし
…私は
病気ですから
学校、保育所は
ノータッチです
病
かんばん
と、アピール
しまくり状態。
病状がマシになって
きた今、子どもたちの
置かれる立場を考える
余裕も出てきて
ワイ　ワイ
子どもたちが私の病気
のせいで、もしイジメ
とかあったら…。
悪いことしたかなぁ？
（まぁ守るけどさ…）
とか悩んでたりもして。

入院時の話

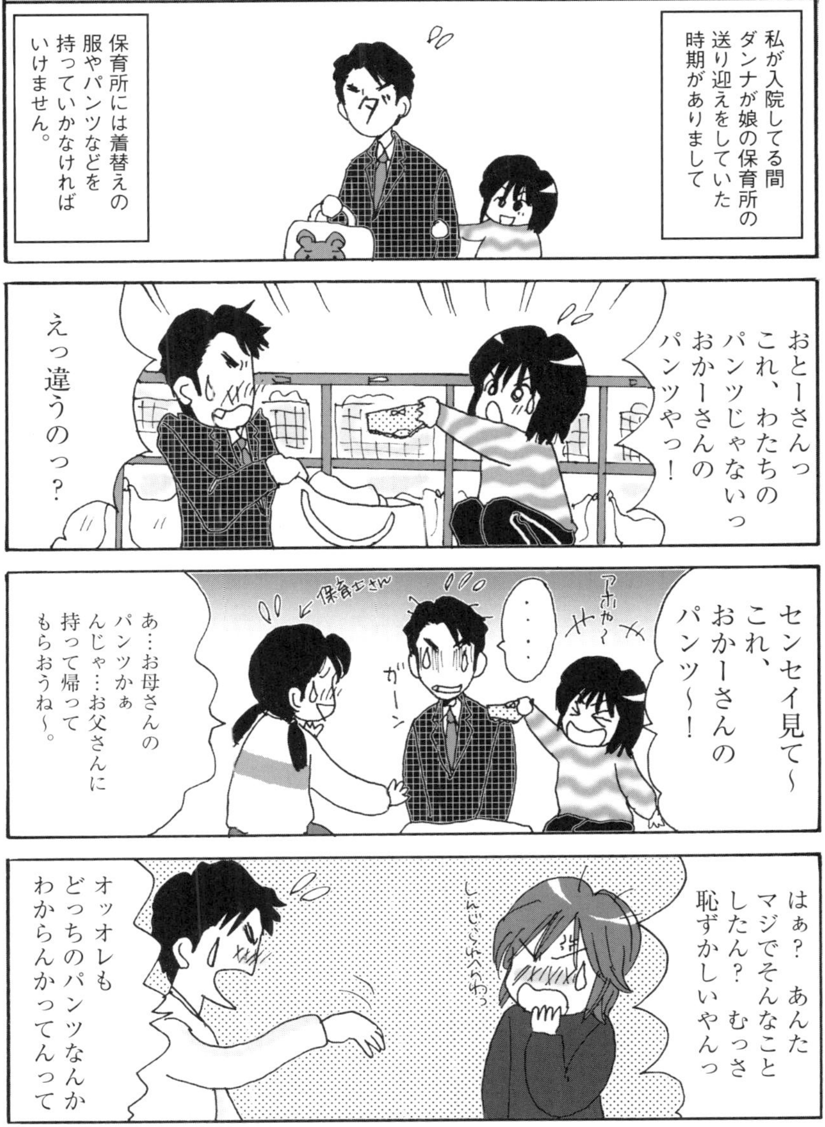
私が入院してる間
ダンナが娘の保育所の
送り迎えをしていた
時期がありまして
ダ
保育所には着替えの
服やパンツなどを
持っていかなければ
いけません。
おとーさんっ
これ、わたちの
パンツじゃないっ
おかーさんの
パンツやっ！
えっ違うのっ？
センセイ見て〜
これ、
おかーさんの
パンツ〜！
・・・・
アホか〜
ガーン
保育士さん
あ…お母さんの
パンツかぁ
んじゃ…お父さんに
持って帰って
もらおうね〜。
はぁ？ あんた
マジでそんなこと
したん？ むっさ
恥ずかしいやんっ
オッオレも
どっちのパンツなんか
わからんかってんって

躁うつ病患者さんの周りの方へ

前作『マンガ お手軽躁うつ病講座 High & Low』で「言ってはいけない言葉――患者を追い詰める言葉」について書きました。「それじゃどう接したらいいの？」というハガキを読者からいただきましたので私なりに考えて、答えさせていただきます。

また、躁うつ病やうつ病など、精神疾患（心の病）は人それぞれ病状も違うので、私が思っていることと、すべて当てはまるとは限らないということも頭に入れておいていただきたいです。

病歴が短いほど、病気との付き合い方もわかりませんし、焦りや混乱があるものです。当事者「躁うつ病」や「うつ病」になってしまったときの、当事者の心の傷も深いです。当事者も側にいる方も、手探り状態だと思いますが、まずお互いに病気を受け入れること、ここからスタートでしょうか。

大事な人が心の病になってしまったら「なんとかしてあげたい」と思うのは当たり前のことだし、そばにいてあげることはとっても大事です。でも「共依存」という罠《わな》も隠れていますので、当事者にばかり気にかけてあなたまで精神状態が悪化する可能性だってあります。「躁」はあなたを攻撃します。「うつ」は移ります。お互い足の引っ張り合いをするかもしれませんので、まずあなた自身を守ってください。そして一線おいてマッタリ気長に見守ってあげることが必要だと思います。

●家族の方

一番側にいる大事な家族です。どうぞ理解してあげてください。誰でも波がありますよね。落ち込んだり、怒ったりしますよね。「躁うつ病」は、それがとてもひどくて歯止めが利かない状態だと思ってください。そして、病気をなんとかして当事者に受け入れさせてください。この病気は当事者が受け入れなくてはなかなか回復できないと思います。

落ち込んだら誰でもそっとしてほしいものですよね。「うつ」の時の心理状況は、そのひどい版です。心配する気持ちはわかりますが、そばにいつつも一線おいて回復するのを待ってあげてください。絶対に焦らせてはいけないです。自分のペースで自己回復できるのを待ってあげてください。「躁」の時、軽躁ならまだ話を聞く余裕がある可能性もありますので、テンションが上がっている（躁状態になっている）と感じた時は、指摘してあげてください。攻撃的な態度を取って手がつけられない状態でしたら、すぐかかりつけの病院へ相談してください。「躁」の時は自覚がないので、病院へ連れていかれること自体に激怒すると思いますが、当事者だけでなく、家族だって傷つきます。警察沙汰になる前に病院へ連絡してください。躁のリバウンドのうつは怖いので「自殺」など最悪なパターンになるよりは、たとえ恨まれても、医療保護入院もやむをえないと私は考えています。入院中に冷静になって、うつに落ちたときも病院内では自殺はできませんし、イヤでも治療に専念できます。本人のためですもの。

そして、「うつ」や「躁」の時の離婚話は、しんどい状況だと思いますが、できれば避けてください。あなたがどうしても我慢できない場合は、それはもう仕方ないことですが。当事者が離婚を求めている時は、たいがいは自己判断がにぶっている時です。なので、それに応じて離婚してしまったら、後々冷静になった時、きっと後悔すると思います。「躁うつ病」や「うつ病」はすぐには良くなりません。一緒に闘うと誓ったら、とことん付き合ってください。あなたがめげそうになったら、なんとかして相談相手を探してください。ひとりで悩まないでください。

また薬の自己管理ができない場合もあります。「うつ」の時はヤケになってＯＤ（オーバードース＝大量服薬）してしまう危険もありますし、「躁」の時は、治ったと思い飲まなくなる可能性もあります。面倒臭いとは思いますが、どうぞ手助けしてあげてください。

●友人や同僚の方

「うつ」の時は当事者が相談に乗ってほしそうであり、あなたも聞く余裕があれば、どうぞ話を聞いてあげてください。ぇぇただ聞くだけです。励ましてはいけません。と思えば、独りになりたがる時もあります。そんな時はそっとしてあげてください。寂しくなったらきっと本人から連絡があると思うので、その時が来るのを待ちましょう。どうしても気になる場合は、今は携帯メールなど便利なものがあるので、返信無用はお約束で「今どうしてる？」と気軽な感じでコンタクトを取ってみるのはいかがでしょうか。負担がなければ、返信があることと思います。「躁」の時は、先ほども書きましたが、テンションが上がっているなど、指摘してあげましょう。攻撃的な態度を取りはじめるなど、話を聞けない状態なら、あなたには自分を守る権利がありますのでまずいったん身をひいた方がいいと思います。冷静になってからまたお付き合いすればいいのです。

友人や同僚の場合は「助けてあげたい」という気持ちが強くても、根気のいる病気なので、その当事者を「一生助けてあげることができるかどうか」、これらのことを、よく考えてから行動した方がいいと私は思います。ちなみに私は看護師さんからこの「一生助けてあげることができるかどうか」という話を聞いて、そりゃそうだわね、と納得いたしました（笑）。

第5章　病気と付き合うために

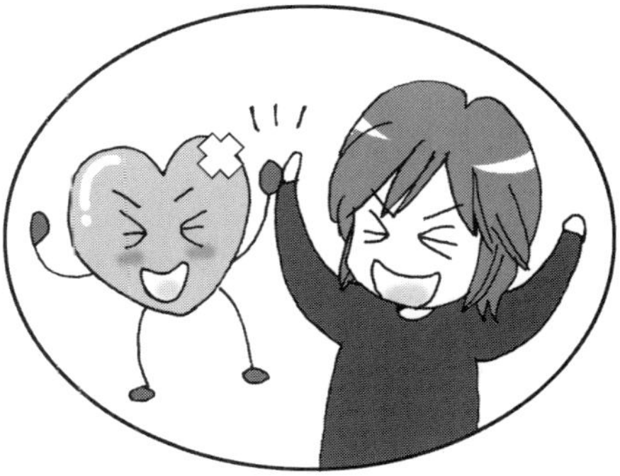

今こんなふうにして過ごしてます

精神科へ通院して数年ですが、ホントいろいろありました。出るわ出るわいろんな症状、あえてイチイチ細かく病名（障害）をつければ、躁うつ病はもちろんのこと、睡眠障害、転換性障害、強迫性障害、パニック障害、ＰＴＳＤ、リストカット症候群に摂食障害、アルコール依存症、対人恐怖、ついでに醜形恐怖、元ギャンブル依存症、過呼吸も出ちゃう時は出ちゃうし、さかのぼれば小学生のころから病んでいたそうで、もーきりがないです、と言われております。まだまだなにかにすがりつかなければ生きてられない状況です(笑)。現在も病的な分離不安を抱えておりますし、今はこれを重点にして、境界性人格障害で躁うつ病持ち、これでいいじゃないかになってます。私も「良くなればどうでもいいや～」な考えを持つようになってきたのでエッサホイサと治療に励んでおります。

躁うつ病に関しては「持病」だと受け入れた時点で少し楽になりました。「死にたい病（希死念慮）」が出たらこれは「症状」であって、私の場合はＢＰＤ側の「死にたい病（希死念慮）」と合体してしまうので、かなりひどくなる時もありますが、お薬飲んで環境変わったりしたら、なんとか乗り切ることもできる！とわかるようになりました。躁が出た時は、ある程度「あ、躁になってるかも」とわかるようになってきたところもあるし、躁時はとにかくうるさいので人に迷惑をかけてしまうし、指摘してもらい薬で叩く、という感じでしょうか。

あと躁うつの躁時の攻撃性と、ＢＰＤの攻撃性の違いも少しわかるようになってきました。躁時は自覚を持ちつつも歯止めがききませんが（苦笑）、ＢＰＤの攻撃性は自覚を持てばある程度は抑えることもできるようになってきました（でも分離不安時に出る攻撃性はやっぱりまだ無意識に出てしまう時があります）。

アルコールは躁転するし、激うつ状態の時に飲むとやけ酒になっちゃうので衝動的な行動を取って自分は絶対死ぬと悟った時があったので、でも断酒は無理だし（笑）、それ以降は楽しく飲める時だけ飲み、調子が悪い時は絶対お酒には手を出さないよう自粛できるようになってきました。リストカットも、やった後には後悔と罪悪感が残るだけで、「切ったってなにも問題解決しないし」と自分に言い聞かせ、やっても無駄無駄無駄！　一に我慢二に我慢を重ねた結果、今はなんとか克服した気がいたします。まだ「イ〜ッ」がマックスになったら切りたい衝動にかられたりもしますが、そん時はひたすら耐えてますね

（笑）。摂食障害も、とくに過食嘔吐がひどかったのですが、「食べ物がもったいない、罰当たるぞ～」と自分に言い聞かせ、こちらもやっても無駄無駄無駄！　一に我慢二に我慢、吐き気止めに助けてもらって現在は吐かなくなりました。現在はむちゃくちゃ食べて吐いてやろう、って気はまったく起こらなくなってます。ここまで来るのに十八年ほどかかりましたが、もう過食嘔吐しないと思います。自分の欠点でもある「イヤならやめろ」な白黒性格がこんなとき意外と発揮されるものですね（笑）。

それとやっぱり診察で、自分の本音や気持ちを正直に言葉にして吐き出して伝えることが少しずつできてきたこと（でもまだ紙に書く方が多いですが。笑）、そのことについて共感してもらい、受け入れてもらえるという確信ができたこと、その場ができたことが良かったし、絶対に見捨てないという言葉が非常に心強かったです。なので、衝動的な行動に移す前に「ちょっと待て、ちゃんと言語化しようじゃないか自分」という具合にある程度自分に自制かけて、気持ちを吐き出すことができるようになってきました。

なんやかんやでわかったことは、私は対人に病理があるので人と関わることで極度に緊張し混乱するため、刺激になって躁うつ状態を引き起こしてしまうし、躁うつ状態関係なく、気がつけばコロリと人格が変わってしまう時が多々あって、自分自身なんだかよくわからなくなってしまうので、現在はあまり人と関わらない生活をするようになりました。本音は寂しい時もありますが、躁うつは子どもにもダンナさんにも迷惑をかけてしまうので、もう仕方ないです。やっぱり引きこもり生活が長くなってくると、どうしても世間から見捨てられたような気分に陥る時もあり、ＢＰＤの見捨てられ不安（分離不安）もジワジワ出てきて毎日しんどいし何でここまでして生きなきゃいかんのだろう?とか考え込んでしまうことも多いですが、もうこれは自分の思考の歪《ゆが》みが原因だから、この根をゆっくり改善していくしかないなぁ〜って思うようにもなってきて、三歩進んで二歩下がりつつ、精神療法と薬物療法をやっております。

まぁ……調子がいいときは「なったもんは仕方ない、しゃーないっ」と思うし調子悪いときは「なんでこんなふうになっちゃったんだろう」と思うし、現在も脳内忙しいことは確かです（笑）。自分自身の気分の波に振り回されながら、感情を自己コントロールする修行をしております。

精神科は近々身近になる予想

躁うつを引き起こしつつ無理をしていると、体にも必ずガタが来るということもよーくわかりました。頭痛、吐き気、めまい、胃痛、ノドのつまり、動悸、生理不順、手の痺《しび》れ、皮膚炎にもなっちゃったし、脳だけじゃなく、体のあちこちが「きゃー」って悲鳴あげるんですよね。改めて脳と身体はつながっているのねぇ〜と実感いたしました。

念のため、あちこち病院渡りもしましたが、全部「?·?·」で、各科とも「異常ないので精神科へ……」でしたし、内科で出された抗不安薬なんて幅広く使われる「デパス」でございました。すでに精神科へ通院してる私にとって、相性のいい抗不安薬は「コンスタン（ソラナックス）」と決めていてずっと服用していましたし、過去デパスでトンデモな目にあってしまった（服用やめたとたん肩凝りなどつらい症状が一気に出てしまいました）。この私が納得するはずもなく。二度とデパスなんて飲むか！とデパス嫌いにもなっていたので、その時は「先に精神科へ通院していてよかった……（汗）」と思いました。抗不安薬でも強い弱い、合う合わないがありますし、精神科ではたくさん種類あっても、内科ではたいして種類ありませんし、内科で出された「抗不安薬」をなにも知らずに服用している患者さんはたくさんいるわけで、ある意味怖いな〜という印象も持ちました。

逆に体になんらかの病状が出ても（どんな病気にかかっても）それが引き金で情緒不安定になって、うつ状態になったりする場合もありますし、体が先にやられるか心（脳）が先にやられるか、ただそれだけのことで、私からすれば、一般科も精神科も別に変わりはないのですよね。

外からのストレスでうつ病や心の病になる方が多いこの現代社会、自分は関係ないとは限りません（笑）。うつ病患者さんなんて、当たり前の時代になっていくんじゃないかと思います。当たり前なので「精神科」は絶対必要だし、もっとバーンと増えてほしいし、ドーンと構えてほしいです。なんて思っちゃいます（笑）。私の場合、入院先の病院と通院先の病院は違うので二カ所でお世話になってますが、両病院どちらも綺麗ですし、看護師さんたちも親切でしたし（暴れても上手《うま》いこと対応してくれました）、ホントに一般病院となにも変わりません。

精神科の対応問題（入院時での人権問題など）の批判を耳にしたりもしますが、何かあれば「はい保護室、注射、点滴」、そりゃあんな汚い所にいきなりブチこまれて鍵なんかかけられたら誰だって怖いしイヤだし、とくに精神疾患の患者さんは繊細な方が多いことと思うので傷も深く残ると思います（はいもちろん私も経験しております）。でも後々冷静になれば、私の場合はもう話し合いできない状態でまぁ注射されてもしゃーないなぁ～と思った時だってありましたし、どの科だっていろいろ問題点はありますしね、もうキリがないとも思います。昔の精神科の歴史を少し覗くと……たしかに偏見の世界で、治療法などもひどいし、とんでもなく怖かったのは事実ですが、それに比べれば今現在の精神科はとってもいい環境になってきているしずいぶんと天国だと思います（笑）。現代医学の進歩とともに、精神科だってモサモサと進歩していると思うのです。

入院中、私を「自分の母親」と照らし合わせ、愛情求めて泣いていた女性もいらっしゃったほどですし、愛情を知らないまま育つ子どもが多い世の中、自分自身の気持ちを言語化できないから「過食、拒食、過食嘔吐」や「リストカット」で紛らわせたりして、自分の心と葛藤する十代の女の子たちがこれからも増えていくと思います。それと同時に今後も私のような「境界性人格障害」の患者さんも増えていくんじゃないかなぁと思います。男性なんかの場合は「自己愛性人格障害」の患者さんが増えちゃうんじゃないかな？「人格障害」の治療は難しいことで有名ですが、そんな世の中なので、「的確に人格障害を診られる精神科医」は（いろんな種類の人格障害がありますしね）今後もっと必要とされるだろうし、増えていただきたいものです。そして「人格障害」は、どっちかっちゅーと精神療法（カウンセリング）が重要なので、カウンセリングのプロ、臨床心理士だってもっともっと増えてほしいし、活躍していただきたいと心から願っております。m(_ _)m　そんなわけで、これから先、精神科は私たちにとって身近な存在になることと思います。

四コママンガ

その４

こんなふうに思ってます

まいた種

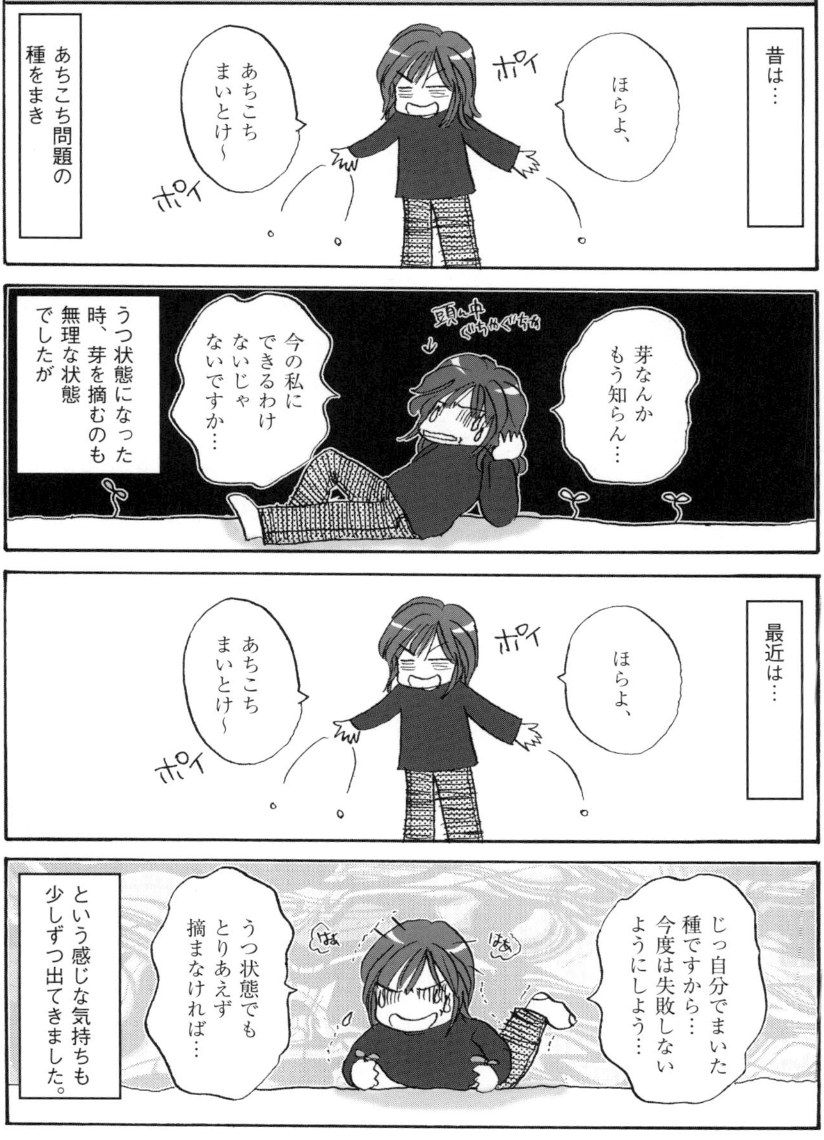
昔は…
ほらよ、
ポイ
あちこちまいとけ〜
ポイ
あちこち問題の種をまき
芽なんかもう知らん…
頭ん中ぐちゃぐちゃ
今の私にできるわけないじゃないですか…
うつ状態になった時、芽を摘むのも無理な状態でしたが
最近は…
ほらよ、
ポイ
あちこちまいとけ〜
ポイ
じっ自分でまいた種ですから…今度は失敗しないようにしよう…
はぁ
はぁ
うつ状態でもとりあえず摘まなければ…
という感じな気持ちも少しずつ出てきました。

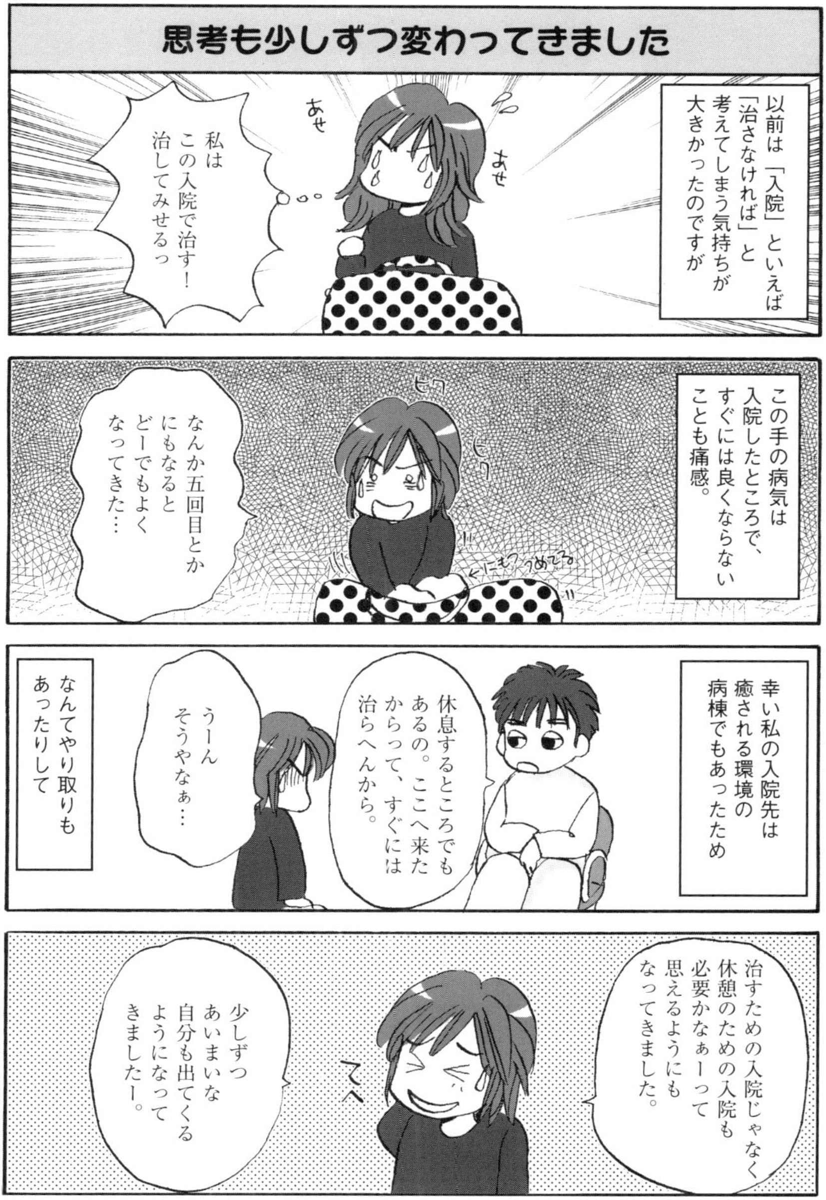
思考も少しずつ変わってきました
以前は「入院」といえば「治さなければ」と考えてしまう気持ちが大きかったのですが
あせ
あせ
私は この入院で治す！ 治してみせるっ
この手の病気は入院したところで、すぐには良くならないことも痛感。
なんか五回目とかにもなるとどーでもよくなってきた…
幸い私の入院先は癒される環境の病棟でもあったため
休息するところでもあるの。ここへ来たからって、すぐには治らへんから。
うーん そうやなぁ…
なんてやり取りもあったりして
治すための入院じゃなく休憩のための入院も必要かなぁーって思えるようにもなってきました。
てへ
少しずつ あいまいな自分も出てくるようになってきましたー。

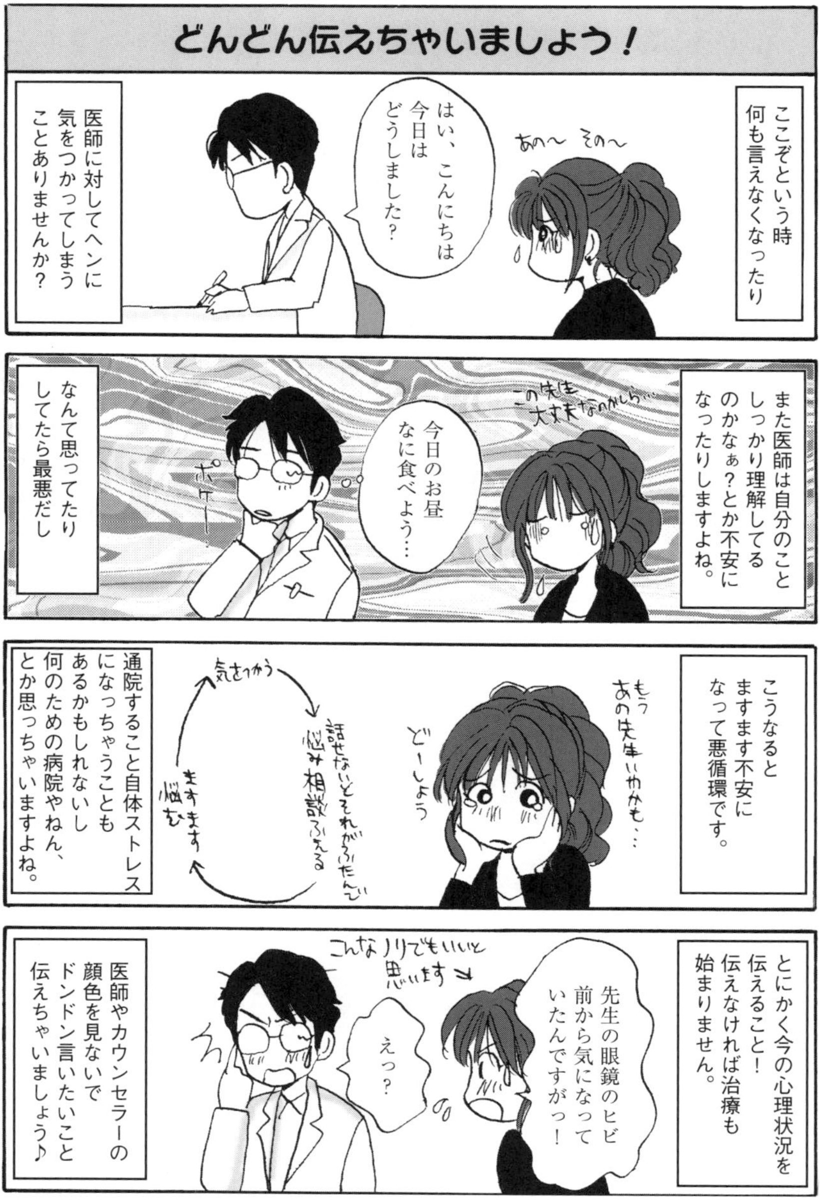
どんどん伝えちゃいましょう!
ここぞという時何も言えなくなったり
あの〜 その〜
はい、こんにちは今日はどうしました?
医師に対してヘンに気をつかってしまうことありませんか?
また医師は自分のことしっかり理解してるのかなぁ?とか不安になったりしますよね。
この先生大丈夫なのかしら…
今日のお昼なに食べよう…
ポケー
なんて思ってたりしてたら最悪だし
こうなるとますます不安になって悪循環です。
もうあの先生いやかも…
どーしよう
気をつかう
話せないとそれがふたんで悩み相談ふえる
ますます悩む
通院すること自体ストレスになっちゃうこともあるかもしれないし何のための病院やねん、とか思っちゃいますよね。
とにかく今の心理状況を伝えること!伝えなければ治療も始まりません。
こんなノリでもいいと思います
先生の眼鏡のヒビ前から気になっていたんですがっ!
えっ?
医師やカウンセラーの顔色を見ないでドンドン言いたいこと伝えちゃいましょう♪

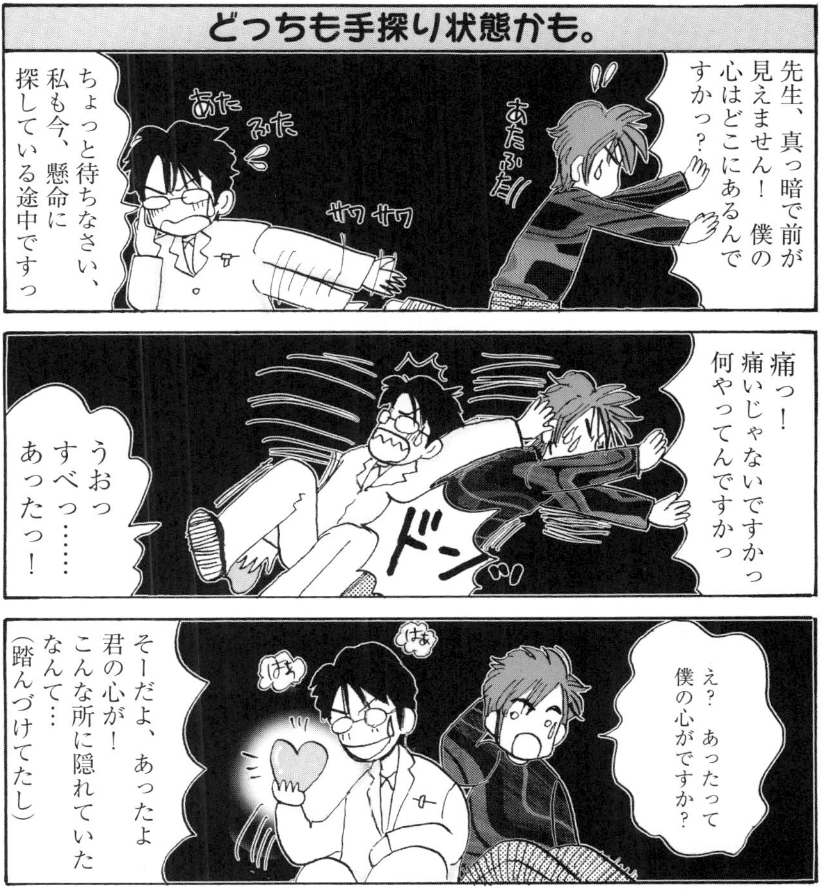
どっちも手探り状態かも。
先生、真っ暗で前が見えません！ 僕の心はどこにあるんですかっ？
あたふた!!
あたふた
ちょっと待ちなさい、私も今、懸命に探している途中ですっ
サワサワ
痛っ！ 痛いじゃないですかっ 何やってんですかっ
ドンッ
うおっ すべっ…… あったたっ！
え？ あったって 僕の心がですか？
はぁ
はぁ
そーだよ、あったよ 君の心が！ こんな所に隠れていた なんて…（踏んづけてたし）
先生の行動見てたら 不安になったけど 信頼してよかったよ 見つけてくれて ありがとうっ
これで治療もうまく 進められるなっ♪
心の病は目に見えないから ややこしいですね。 だから医師も患者も 日々手探りだと思う。 お互いめげずにボチボチ 行ければいいですね。

どう乗り越えるかは自分次第なのよね

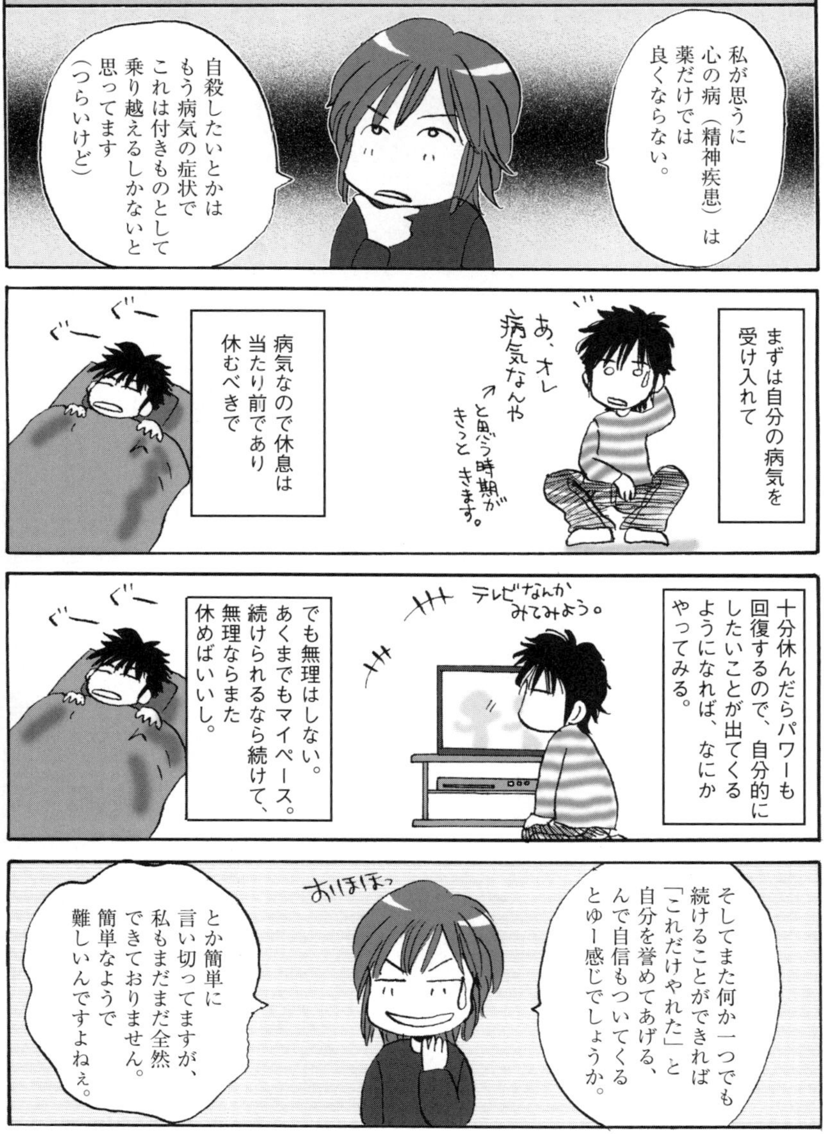

いつも思うこと

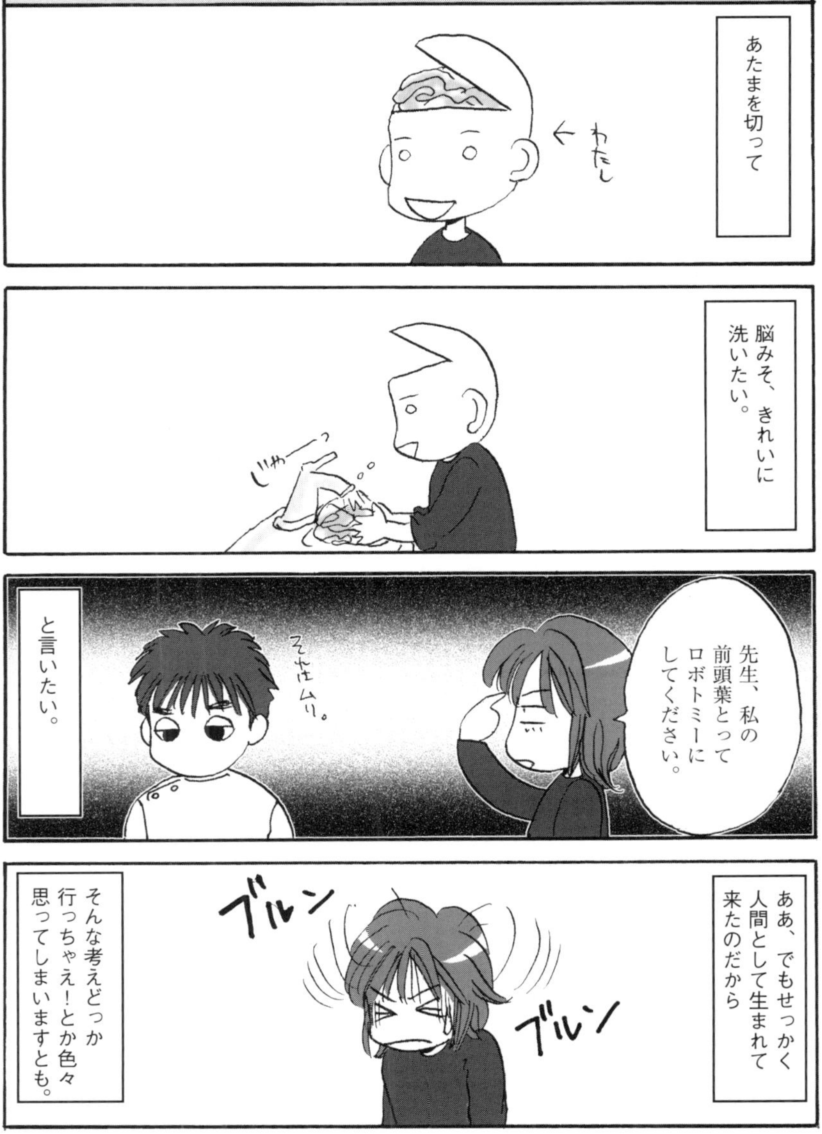
あたまを切って
わたし
脳みそ、きれいに洗いたい。
先生、私の前頭葉とってロボトミーにしてください。
と言いたい。
それムリ。
ああ、でもせっかく人間として生まれて来たのだから
ブルン
ブルン
そんな考えどっか行っちゃえ！とか色々思ってしまいますとも。

あとがき

前作『マンガ　お手軽躁うつ病講座High & Low』（星和書店、二〇〇四年）は、リストカット・酒・過食嘔吐・OD（大量服薬）など、いわゆる自傷行為しまくりめちゃくちゃな状態で書き上げ「血と汗と涙の結晶」と冗談を書いてましたが、今回の執筆中は、なんと！自傷行為はまったくしておりません。その代わり、しがみつくもの（依存）を意識的に自粛したので、どう乗り切っていいのかわからず拒食がひどくなり点滴通院している間にうつ状態が悪化して希死念慮まで行ってしまい、なかなか回復もできず結局入院しながらの執筆期間もあったりで、もうこれは「持病」だと思ってやるしかない、と呪文のように言い聞かせ乗り切りました。うーん今回は身を削ったので子どもを産んだ感じでしょうか（笑）。

「境界性人格障害（ＢＰＤ）も持ってる」と診断されてから、内容も前回とガラリと一転し、ＢＰＤ中心な内容になってしまいましたが、前回は躁うつ病に関してガンガン描いたので、今回はBPD寄りということでお許しくださいませ。それから前回の本に関して「躁うつ病だけ?」と疑問を抱いた方もおられたことと思いますが、書いてる私自身これでスッキリしましたから、また引き続き目を通してくださった皆様も多少すっきりする部分もあるかかと思います（笑）。

また、今回も書く機会を与えてくださいました、石澤雄司社長はじめ桜岡さおりさんほか星和書店の皆様ありがとうございました。BPDは躁うつ病より社会的に断然偏見が多い病だし、ワガママで暗いイメージしか湧かないので、明るく表現してみたいと思ったテーマでしたし実現できて嬉しいです。そして私側からの視点ですが、「BPDは対人に病理があるので一人での自己回復はムリ」ということ、「相手に望んでばかりでは回復は難しい」ということ、「治療者側にしっかり支持してもらいながらも自分自身も気づいて改善していく作業も必要」だということが、回復の意志を持つBPD患者さんだけでいいので、少しでも伝われば嬉しいです。

そして引き続き、今回も支えて下さった主治医、西側充宏先生にも感謝感謝です。私の豹変した姿（地を出した）を見せたことでビックリしたことと思います。「悲しいつらい」という感情表現があると気づかせてくれたのも先生で、暴言吐いても躁を炸裂させても軽く流して笑い飛ばしてくれる頼もしい主治医です。手がかかる患者だと思いますが（笑）これからも御指導の程よろしくお願い致します。それからこんなダメ嫁ダメ母なのに、陰で支えてくれてるダンナ&子どもちゃんたちにも感謝です。優しいお母さんになれるようそれなりに努力します。

実はまだ「なんで生きなければいけないの」という気持ちが消えないのも本音なのですが、これはもうゆっくり思考の歪《ゆが》みを改善してくしかないんだなぁ〜なんて割り切る気持ちも少々出てくるようにもなりました（でもまたもやこれも気分の波によりますが。笑）。

それから、前回の絵や文と比べてもらえると一目瞭然だと思いますが、前回は抗精神病薬、気分安定薬、抗うつ薬、睡眠薬などの向精神薬を飲みながらの執筆でしたが、今回は抗うつ薬と抗不安薬、睡眠薬だけでの執筆です（入院時ちょいと激躁になってメジャー飲みましたが。笑）。比較的、絵も安定しております。見比べればどれだけ薬が影響しているのかよくわかると思います。それだけ向精神薬（心のお薬）とかいうのは、キツくてしんどいお薬なのです。そりゃダラダラにもなってしまいます。でも飲まなきゃ改善もされないのが心の病気なんです（私の病気は躁うつのBPD患者なので、自分の場合はもう脳内の病気だと思ってますが）。まず薬をしっかり服用して、休養とって、回復してきたらプラス思考も出てくるので自分流の認知療法（思考パターンを健全なものに修正していく治療）でも取り入れて……という具合にゆっくり改善していかなきゃいけないのが心の病気です。これらを飲んで病気と闘って、葛藤している患者さんがおられる御家族の方々、このつらい状況を少しだけでも理解してくだされば嬉しいです。

それでは、この本にお付き合いくださった方、大変お疲れさまでした（笑）。目を通してくださってありがとうございます。先のことなんかまったく見えませんが引き続き開き直り精神を目指しつつ、躁うつ病持ちながらとりあえずマッタリＢＰＤの回復目指しますので、皆様もゆっくり焦らず回復していきましょう〜。

発刊に寄せて

阪南病院　西側充宏

前回の『マンガ お手軽躁うつ病講座 High & low』（星和書店、二〇〇四年）に引き続き今回も、まさしく闘病記録とも呼ぶべきいい本ができあがりました。

前回と同様、行き当たりばったりな私の治療風景は見てのとおりでお恥ずかしいかぎりですが、たなかさんご自身には前回から随分と変化が見られました。相変わらず、手を拡げ過ぎたり感情のコントロールに失敗して「High & low」になることはあるのですが、その頻度は顕かに減っていますし子育てや人との距離の置き方は以前に比べて目を見張るものがあります。今なにをしたらいいのか、なにをしたらいけないのかも、かなりうまく判断できるようになりました。

さて今回の本が前回と大きく違うのは彼女の病名が前回とは違っているということです。

本当はそんなことでは、いけないのでしょうが「診断学よりも臨床を大事にしている」と言うといいかっこしすぎなので主治医が優柔不断だということでご勘弁いただけますでしょうか。正直なはなし、病名告知に関しても紆余曲折があり前回と今回の本をお読みいただくとよくわかりますのでここではあえて触れないでおきます。

境界性人格障害はボーダーライン・パーソナリティー・ディスオーダーともいいますが（以下、ＢＰＤと記します）本当に治療の難しい病気です。その難しさを一つ挙げると、まず治療者と患者さんの信頼関係を築かないと治療が始められないのはどの病気でも当たり前のことなのですが、まずそこが難しい。信頼してもらうことにまず時間がかかり、その段階で治療関係が成立せず破綻することのほうがはるかに多いからです。次にＢＰＤの治療の専門書には「（治療者は患者さんと）ある程度の距離を置きなさい」と多くの専門書にそう書いてあります。難しい言葉で言うと「enablingを避ける」ということでつまりは患者さんの自立心を養うということです。でもそれは先ほどの信頼関係を結ぶことと一見逆のことをするわけでそれも難しい。なぜなら苦労して時間をかけて信頼関係を築くと、（その度合いが強ければ強いほど）必ず「転移」という主治医に対しての依存が発生するからです。距離がなくなり、すなわち依存が強くなると「見捨てられたらどうしようという不安」のつよいＢＰＤ患者さんの自立する気持ちを遅らせることになってしまいます。ＢＰＤは数ある依存症のひとつですので、自分自身で、「治そう」「変わっていこう」という気持ちを持ち続けることが大事なのですが、その自立して行こうという気持ちが治療者を信頼するあまり、依存しすぎにならないよう心がけること。そのバランスを保つことが患者さんはもちろん治療者にとっても難しいことなのです。

そのほかにも治療に難しいことは多くあります。数えあげればきりがないのですが、あまり書き連ねて、もしこれをお読みのＢＰＤの方々の治療意欲に差し障ってもいけませんのでこれぐらいにしておきます。

末筆になりましたが、これをお読みいただいた方々に感謝し、たなかさんの治療に対するこれまでの努力とご協力にも深く感謝と敬意を表します。

平成十八年四月

■著者略歴■

たなかみる

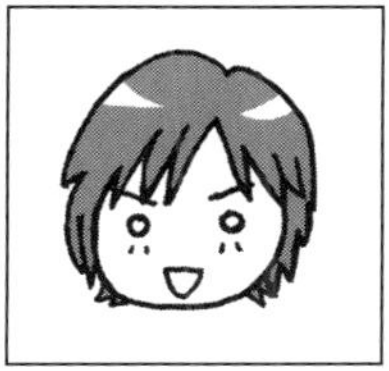

大阪在住。高校中退とんでも学歴。
イラストレーター兼マンガ描き。
現在も地味に活動中。
著書：『マンガ お手軽躁うつ病講座 High & Low』（星和書店，2004），『マンガ リストカット症候群から卒業したい人たちへ』（星和書店，2008），『そううつですが母《オカン》してます。』（イースト・プレス，2010）
HP：http://miru.oheya.jp/

マンガ 境界性人格障害&《アンド》躁うつ病REMIX《リミックス》
日々奮闘している方々へ。マイペースで行こう！

2006年6月20日　初版第1刷発行
2012年5月17日　初版第5刷発行

著　者　たなかみる
発行者　石澤雄司
発行所　株式会社星和書店
〒168-0074　東京都杉並区上高井戸1-2-5
電話　03（3329）0031（営業部）／03（3329）0033（編集部）
FAX　03（5374）7186（営業部）／03（5374）7185（編集部）
http://www.seiwa-pb.co.jp

　ISBN978-4-7911-0604-2